T0368727

SEIS SEMANAS PARA ¡AY DIOS MÍO!

SEIS SEMANAS PARA ¡AY DIOS MÍO!

PONTE MÁS DELGADO QUE TODOS TUS AMIGOS

VENICE A. FULTON

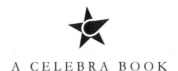

A CELEBRA BOOK

CELEBRA
Published by New American Library, a division of
Penguin Group (USA) Inc., 375 Hudson Street,
New York, New York 10014, USA
Penguin Group (Canada), 90 Eglinton Avenue East, Suite 700, Toronto,
Ontario M4P 2Y3, Canada (a division of Pearson Penguin Canada Inc.)
Penguin Books Ltd., 80 Strand, London WC2R oRL, England
Penguin Ireland, 25 St. Stephen's Green, Dublin 2,
Ireland (a division of Penguin Books Ltd.)
Penguin Group (Australia), 250 Camberwell Road, Camberwell, Victoria 3124,
Australia (a division of Pearson Australia Group Pty. Ltd.)
Penguin Books India Pvt. Ltd., 11 Community Centre, Panchsheel Park,
New Delhi - 110 017, India
Penguin Group (NZ), 67 Apollo Drive, Rosedale, Auckland 0632,
New Zealand (a division of Pearson New Zealand Ltd.)
Penguin Books (South Africa) (Pty.) Ltd., 24 Sturdee Avenue,
Rosebank, Johannesburg 2196, South Africa

Penguin Books Ltd., Registered Offices:
80 Strand, London WC2R oRL, England

Published by Celebra, a division of Penguin Group (USA) Inc.
Previously published in Grand Central and Michael Joseph hardcover editions.

First Celebra Printing, January 2013

CELEBRA TRADE PAPERBACK ISBN: 978-0-451-41892-0

Set in Garmond MT

PUBLISHER'S NOTE
While the author has made every effort to provide accurate telephone numbers and Internet addresses at the time of publication, neither the publisher nor the author assumes any responsibility for errors, or for changes that occur after publication. Further, publisher does not have any control over and does not assume any responsibility for author or third-party Web sites or their content.

Every effort as been made to ensure that the information contained in this book is complete and accurate. However, neither the publisher nor the author is engaged in rendering professional advice or services to the individual reader. The ideas, procedures, and suggestions contained in this book are not intended as a substitute for consulting with your physician. All matters regarding your health require medical supervision. Neither the author nor the publisher shall be liable or responsible for any loss or damage allegedly arising from any information or suggestion in this book. The opinions expressed in this book represent the personal views of the author and not of the publisher.

The recipes contained in this book are to be followed exactly as written. The publisher is not responsible for your specific health or allergy needs that may require medical supervision. The publisher is not responsible for any adverse reactions to the recipes contained in this book.

ALWAYS LEARNING   **PEARSON**

MORIRSE ES EL ¡AY DIOS MÍO! EQUIVOCADO

CONSULTA CON TU MÉDICO ANTES DE INICIAR TU DIETA

Para Bella,
que es todo lo hermoso de la vida a la vez.
Tú y nadie más me haces sentir que cualquier cosa es posible.
Te quiero mucho.

PASAR PÁGINAS QUEMA GRASA

¡Y EL OSCAR ES PARA…

...TI!

Querido lector: Esta sección del libro normalmente se titula «Agradecimientos». Es una palabra muy larga. Lo que quiero decir es que ¡nadie se molesta en leer esta parte del libro! Pero esta vez, espero que hagas una excepción porque quiero *agradecerte*.

Sin ti, este libro no existiría. ¡Esto realmente suena como el discurso de un ganador del Premio Oscar! Pero es la verdad, sin personas que quieran mejorar algo, nuestro planeta seguiría siendo siempre el mismo. Hacer las cosas mejor es lo que permite que la raza humana evolucione.

Y quizás lo más importante por mejorar somos nosotros mismos. Hace falta ser valientes para admitir que las cosas no son perfectas, y se necesita ser aún más valiente para hacer algo al respecto. La mayoría de las personas dice cosas grandes pero hace cosas pequeñas. Tú ya eres más valiente y más inteligente que ellas.

A veces hay quienes perciben tu sueño de encontrar una mejor forma de hacer las cosas y sacan ventaja de ello. He visto que esto ocurre con demasiada frecuencia, así que como tú, yo decidí hacer las cosas mejor. Escribí este libro. Y ahora, voy a conseguirte tu primer ADM.

Venice A. Fulton
Londres, Inglaterra
1 de enero de 2012

xiii

Olvida la basura

La comunidad médica piensa que no deberías leer este libro. Es posible que tus padres piensen que no deberías leer este libro. Tal vez hasta tus amigos piensen que no deberías leer este libro. ¿Y sigues leyendo?

¡Bien hecho! Es tu vida. Sólo tú estás en tus zapatos. Sólo tú te despiertas con tus pensamientos. Y sólo tú te dormirás con ellos. *Deberías* y *No deberías* son términos inútiles. El simple hecho de leerlos te puede hacer sentir presionado. ¡Descártalos!

El conocimiento es oro

Antes de que este libro se hiciera popular, tuvo que soportar muchísimos ataques. Con las palabras "¡AY DIOS MÍO!" y "DELGADO" en el título, imagino que era de esperarse. Lo que no esperaba era la crítica de aquellos que realmente no lo habían leído. ¡Es como criticar tu cita a ciegas antes de que llegue! A los científicos se les enseña que no lo hagan (claro que en sentido metafórico porque ellos no salen con nadie), pero, a veces, hasta ellos se equivocan. Vivimos en un mundo lleno de información y, para evitar sobrecargarnos, solemos pasar por alto grandes cantidades de datos en un sólo latido del corazón.

Cuando se trata de tu salud, te aconsejo que no critiques nada, por ningún motivo. Existe la posibilidad de que detrás de todas esas sonrisas y comentarios humorísticos, haya una ciencia que te deje boquiabierto, esperando a ayudarte. No la inventé yo, ni siquiera la descubrí. Simplemente no la deseché. Permanece abierto, permanece abierto, permanece abierto.

La única forma de *silenciar* realmente a estos críticos es mostrarles de qué estás hablando. Si vives de acuerdo con este libro durante 6 semanas, eso será precisamente lo que harás. Y si cambias tanto como sé que puedes cambiar, se sorprenderán lo suficiente como para recibir a la nueva persona que eres con esas tres letras mágicas «¡A-D-M!».

Muchos de los que trabajan en la industria se preocuparon cuando supieron que iba a escribir este libro. ¿Por qué? Porque sabían que dejaría de lado la basura. Y sabían que si lo hacía, era probable que tú dejaras de comprar la siguiente dieta, el siguiente «secreto» de la gimnasia o algún producto alimenticio.

Creo que si simplemente te *dijeran* que hicieras algo, lo harías por un tiempo, y tendrías éxito, por un tiempo. Y ese es el problema. Cuando dejan de decírtelo, te revelas y poco a poco vuelves a lo que estabas acostumbrado a hacer.

También sé que cuando *entiendas* cómo funciona todo esto, lo seguirás haciendo. De hecho, cuando realmente entiendas, no te sentirás obligado a seguirlo haciendo así. Simplemente dejarás de pensar en tus antiguos hábitos y creencias y habrás descubierto nuevos mecanismos. ¡Éxito permanente!

¿Por qué lees eso?

Muchos te dirán que no necesitas ayuda, incluyendo tus padres. Es posible que te digan que «estás muy bien como estás», que «no es saludable», o repetirán la frase clásica, «es sólo grasa de cachorrito». Adivina qué, ¡NO ERES UN CACHORRITO! ¿Tienen razón en todos los demás aspectos? No. Sólo tú puedes decidir en cualquier momento si estás *bien*. Nadie más. Aún con graves trastornos alimenticios, los malos hábitos sólo cesan cuando un paciente cambia la forma como se ve a *sí mismo*. Desarrolla tan pronto como te sea posible la capacidad de verte tal como eres.

¿Es este un libro nocivo para la salud? No. ¡Puedo oír a los médicos hablando a media voz a distancia! Si eres joven, ellos piensan que simplemente *deberías* dejar que la Madre Naturaleza se encargue de todo. Si «las madres lo saben todo», la Madre Naturaleza sin duda podrá hacer que todo salga bien, si la dejan.

¡Sí, eso es así! Si nos permiten actuar con naturalidad, podemos pedir una pizza a medianoche o viajar muchas millas, antes de mover siquiera un músculo. Vivimos en un mundo lleno de lujos modernos. ¡La Madre Naturaleza se fue de la ciudad hace treinta años y no va a regresar!

Los doctores están muy conscientes de la investigación que demuestra que muchas enfermedades de los adultos suelen comenzar en la juventud y se relacionan con la obesidad. Saben también que si podemos permanecer delgados mientras somos jóvenes, será menos probable que lleguemos a ser adultos obesos.

A pesar de saberlo, la comunidad médica es siempre muy lógica. Piensa que es mejor *no arriesgarse*. ¡No arriesgarse es peligroso! Es mucho más lógico comenzar a interesarse seriamente en uno mismo, aprendiendo qué es lo que funciona en la actualidad.

Además, este libro contribuirá a tu salud mental al ayudarte a verte mejor y sentir que tienes el control. Es indispensable tener confianza, y tener confianza es mucho más difícil ahora que en cualquier otro momento de la historia de la humanidad. Te mereces poder caminar con confianza **ahora**.

¿Qué ocurre con los medios? Son muy duros con nosotros. Por una parte, llenan páginas y pantallas con imágenes de gente linda que luce una apariencia absolutamente sorprendente durante todas las épocas del año. Eso no debe sorprendernos porque la gente linda vende muchas revistas, programas de televisión y películas.

Lo que sí sorprende es cuando esos mismos programas o esas mismas revistas *te* critican por intentar ser igual a esas personas. ¿Quién dijo confusión? Los medios están en el negocio de vender cosas, por lo que cuando se trata de sus improvisadas opiniones y sus antipáticos artículos de prensa, ¡olvídate!

Ahora bien, este es otro aspecto muy difícil. Los amigos. ¿Tal vez compites secretamente con alguien? ¡Oye, es posible que tus amigos estén compitiendo contigo en secreto! Sólo tienes que darte cuenta de algo en cuanto a los amigos. También se aplica para las personas con quienes tal vez trabajes.

Lo que tienen es miedo. No son celos, *es miedo*. Aplicar los conceptos de este libro podría dispararte hacia la felicidad y ellos no quieren quedarse atrás. Claro está que podrían hacer lo mismo, pero nosotros, los humanos, aparentemente pensamos que ¡sólo una persona puede triunfar a la vez!

Debido a ese temor, no esperamos que nos ayuden. Algunos pueden llegar hasta el punto de desanimarnos. Ahora bien, no te estoy diciendo que ignores totalmente a tus amigos. Hay que tenerlos. ¡Ante qué otras personas nos vamos a pavonear!

Todo se trata de ti, ¿no es cierto?

¡Sí, así es realmente! Y, ¿por qué no? Si hay algo que me encantaría que sacaras de la lectura de este libro es un nuevo respeto *propio*. Espera un momento, no pases por alto esa frase porque tu cerebro la ha escuchado antes. **Respétate.** Lo digo en serio. No se trata de la frase de cajón que dice que «si tú no te respetas, ¿quién lo hará?». ¡Eso no importa! Debes respetarte plenamente y tomar siempre las decisiones más inteligentes.

El *destino* es un término que tiene una connotación mística y romántica, pero no es más que una serie de decisiones que se toman una de espaldas a la otra. En un mundo ideal, tomamos excelentes decisiones tras excelentes decisiones. Claro está que, a veces, no se trata del mundo ideal. Lo bueno es que, unas cuantas decisiones que nos lleven a tomar el camino equivocado *pueden* corregirse. ¿Cómo? Cierra los ojos (esto no es recomendable si estás caminando o conduciendo un vehículo), respira normalmente. Sé sincero y espera a que tu corazón se manifieste. Siempre tiene la razón. Siempre.

Cuando pierdas las esperanzas con este libro y sientas deseos de romperlo en mil pedazos, detente. Ve a la librería ¡y rompe *otros* libros de dietas! Lo digo en serio, tómate un momento y pregúntate si has sido sincero en tus acciones. Si realmente lo has sido, te pido el favor de que rompas también este libro y sigas tu camino.

El mensaje que te quiero dejar es el siguiente: **no desistas en tu búsqueda de la felicidad.** La calidad de tu vida se reduce simplemente a los sentimientos que tengas con más frecuencia en el momento, en el minuto, en la hora, en el día, en la semana, en el mes, en el año, en la década, y así sucesivamente, *en la vida.*

Para nadie eres más importante que para ti mismo. Nadie más vive en tu mente y en tu cuerpo, sólo tú. La persona en el espejo, esa eres tú. Absolutamente todo se reduce a ti y cuando esas reacciones de ADM empiecen a volar hacia ti, sólo tú puedes decir, *yo lo hice.*

Cómo captar la importancia
de ser delgado

Para sacar el mejor provecho de este libro, y eso significa cómo obtener lo mejor de ti, conviene leerlo en un momento en que puedas concentrarte al máximo. Incrementarás tu posibilidad de éxito cuando realmente sepas *cómo* funciona todo esto, en lugar de limitarte simplemente a hacer lo que yo digo.

Tómate unos cuantos días para leerlo. Si no comienzas a captarlo, busca otro sillón, otra cama u otro saco de fríjoles ¡para volverlo a leer! Quiero que seas un experto. Los expertos no sólo leen un resumen ni oyen a alguien que «hizo esa dieta». Un experto *entiende*.

Cada técnica está escrita de forma que puedas ensayarla por separado y ver qué efecto tiene (además, ¡ver si la soportas!). Pero puedo decirte desde ahora que, cuando se utilizan todas las técnicas a la vez, el progreso será mucho más rápido.

Esto se debe a que aunque tu cuerpo parece ser un sólo objeto, está hecho de una cantidad inimaginable de partes. El catálogo de repuestos para un cuerpo humano ¡llenaría toda una biblioteca! Cuando todas las partes se comunican entre sí, realmente volamos.

Al final de cada sección, repetiré seis hechos de cómo entender el ¡AY DIOS MÍO! (ADM) para ayudarte a *entender el proceso de adelgazar* sobre cualquier tema que se acabe de analizar (más un pequeño consejo que podrás llevar contigo).

Tal vez parezca repetitivo (lo hago a propósito). ¡No te bases únicamente en estos pequeños resúmenes!

Y, algo más: parto de la base que no tienes ninguna afección médica y no necesitas medicamentos, antes de comenzar. Ser obeso es nocivo para la salud, pero para algunos, cualquier cambio en la rutina podría ser también nocivo. Actúa con inteligencia.

Si algo te preocupa, pide a tu médico o a un profesional de la salud que lea este libro. No les permitas hacer juicios precipitados después de simplemente hojearlo o, lo que es peor, que empiecen a *explicártelo*. En realidad, muchos médicos podrían aprender algo si lo leyeran. ¿Crees que bromeo?

No. Los estudiantes de medicina dedican poco tiempo a la dieta o a la salud, por lo general menos de un día de cinco años de estudio. Los médicos están capacitados para *descubrir y tratar enfermedades* y no para *mejorar la salud*. Y no saben absolutamente nada en términos de dejarte ¡AY DIOS MÍO!

Este libro utiliza un lenguaje muy sencillo, y un espaciamiento de párrafos que molesta a quienes siguen las reglas de formatear. No me importan las reglas. Me importa que *lo entiendas*, y por eso ves lo que ves. Las gráficas elegantes o las ilustraciones son para los libros de caricaturas. Todo lo que necesitas es la verdad.

Antes de seguir adelante, tengo que hacer algo en lo que a mí respecta. **Mantener la mente abierta.** En una época, la mayoría creía que el mundo era plano y que si uno se alejaba demasiado caería por el borde. Sé un capitán valiente, es tiempo de zarpar.

TEN EN CUENTA LO SIGUIENTE CUANDO SE TRATA DE ADELGAZAR...

ADM 6 Lee sólo cuando puedas pensar con claridad.

ADM 5 Sigue leyendo hasta que todo encaje.

ADM 4 La clave del éxito es entender las cosas.

ADM 3 Si no lo entiendes, sigue adelante hasta que lo hagas.

ADM 2 Si vas al médico o tomas medicamentos, pregúntales si puedes hacer esta dieta.

ADM 1 Mantén la mente abierta en cuanto a lo que encontrarás en el libro.

¡ADM! ¡No te bases sólo en estos resúmenes!

Cinco puntos especiales

Si en realidad quieres saber cómo asombrarte en poco tiempo, debes atacar ciertos problemas clave. La belleza está en el ojo de quien la contempla, pero parece que hay **cinco áreas principales** en las que la mayoría quiere centrarse. Éstas se convierten en nuestras metas básicas:

1 – Perder grasa

Ya lo sé, es obvio. Pero es importante decirlo. Más que cualquier otra cosa, soportar demasiada grasa es lo que molesta a la mayoría en términos de apariencia. Es fácil en esta época engordar, pero con la moda moderna y las presiones, la gordura no es fácil de esconder.

La mayoría de este libro se centrará en cómo eliminar esta grasa no deseada. Desde un punto de vista científico, es lógico. Cuando dominas lo que te está haciendo gordo, tu cuerpo empieza a mejorar todas las demás áreas problemáticas.

Para asegurarte de perder grasa de forma permanente, te diré la verdad como jamás la has oído. Una vez que realmente entiendas cómo quiere funcionar el cuerpo, podrás librarte permanentemente de la grasa sin problema. Y mejor aún, podrás *comenzar* a dejar de pensar en todas estas cosas.

2 – *Tonificarte*

Al perder grasa, la piel se aproxima a los músculos y en alguna forma parece más tonificada. Sin embargo, no te engañes, así no es como *te ves*. Para una tonificación adecuada, que abarque todo tu cuerpo, tienes que hacer algo para alcanzarla.

De lo contrario, si alguien se te acerca lo suficiente como para tocarte y comprobar tu éxito, es posible que sigas ¡tan blando como un malvavisco! Hay quienes, naturalmente, tienen más tonificación que otros, pero aún ellos se beneficiarán de una ayuda específica.

Desarrollar un cuerpo que se sienta firme realmente te dará confianza interior, una confianza que está a sólo un apretón de distancia. ¿Cómo? Al tocar tus músculos tonificados, recordarás que ahí dentro hay un cuerpo lleno de potencial. ¡Es tu entrenador incorporado!

Las técnicas para tonificarte también beneficiarán tu salud en general. Estar tonificado no es algo para unos pocos. Todos podemos «ser así». Y cuando estés tonificado, tendrás un cuerpo que no sólo parecerá que funciona sino que de verdad *funcionará*.

3 – *Adelgazar las caderas*

Faldas, *jeans* apretados, pantaloncitos calientes, vestidos de verano. Parece que la industria de la moda está obsesionada ¡con presentar figurines de revista! Con tanto énfasis en los medios y en la sociedad en relación con las caderas de las mujeres, no es de sorprender que mejorarlas sea uno de los puntos principales de tu lista.

Aparentemente, las quieres más delgadas, más firmes, más suaves y libres de celulitis. Ah, y también te gustaría tener piernas ¡que fueran un poco más largas! Puedo manejar todo eso (incluyendo el último punto, porque unas piernas delgadas se ven más largas).

Normalmente diría que hay que correr una milla si una experta en salud dice que tiene un «secreto». Pero yo tengo algo que es tan inusual, algo que se usa tan poco y que es tan efectivo que realmente merece llamarse *secreto*. A tus caderas y a tus ojos les encantará.

4 – Un estómago plano

Tener el centro de nuestro cuerpo tonificado y plano nunca había sido tan importante. Luego vinieron las argollas para el ombligo, las camisas cortas y las telas modernas ¡tan delgadas que no dejan nada a la imaginación! Si quieres sentirte bien hoy, es imposible ignorar la parte central de tu cuerpo.

Es ahí donde guardamos nuestros sentimientos, está ahí cuando estamos de pie, cuando estamos acostados e ¡incluso dice «HOLA» cuando nos sentamos! Podemos ocultar nuestro estómago de los demás, pero tiene el desagradable hábito de ir con nosotros a todas partes.

Los científicos han descubierto que un estómago más plano no es sólo una apariencia más atractiva. Es prueba de que entendemos a fondo muchas cosas. Significa también que aunque seamos muy hábiles para esconder un gran abdomen bajo la ropa, es imposible ocultar el hecho de que afecta nuestra salud.

5 – *Mantener radiantes tu piel, tu pelo y tus uñas*

Aunque estas áreas no fueron lo primero que tuve en mente al escribir este libro, fue obvio para mí que es imposible lograr una reacción de ¡AY DIOS MÍO! si tu piel y tu pelo se ven horribles. Muchas dietas y libros sobre la salud no piensan en la piel ni en el pelo. ¿Lo haces tú?

Con frecuencia, los programas de dieta trabajan en algunas áreas, mientras que el pelo, la piel y las uñas van quedando olvidados en el trasfondo. Muchos suponen que es el precio que hay que pagar. ¡Eso es basura! Nuestra piel es el más grande de todos nuestros órganos, y si sufre, algo está mal.

Nuestro pelo, al igual que nuestra piel, también da muestras de qué tan saludables estamos en nuestro interior. Las costosas cremas para la piel y los productos para el pelo son divertidos pero no pueden tratar problemas más profundos. Todo lo que obtengas de mí beneficiará los pequeños detalles de tu belleza.

Puedes lograr todos estos cinco puntos. Todos. Y cuando lo hagas, estoy seguro de que te vas a sorprender. Aún mejor, tendrás de nuevo el control.

¿Tener de nuevo el control? Sí, tenerlo de nuevo. Si estás leyendo esto, es probable que una parte de ti crea que has perdido el control de las cosas. Cuando se tiene la sensación de impotencia por mucho tiempo, se puede convertir en «¿De qué sirve?». Eso es una frase realmente peligrosa.

No puedo decirte cuál debe ser tu meta final. Es *personal*. Pero definitivamente sé que cuando tengas el control de tu cuerpo y tu salud, tu mente se liberará para ser brillante en lo que uno quiera. Vamos, ¡pasa la página!

TEN EN CUENTA LO SIGUIENTE CUANDO SE TRATA DE ADELGAZAR...

ADM 6 Perderás grasa.

ADM 5 Todo tu cuerpo se tonificará.

ADM 4 Adelgazarán tus caderas.

ADM 3 Tendrás un estómago plano.

ADM 2 Tu pelo, tu piel y tus uñas serán perfectos.

ADM 1 Te sentirás bien contigo mismo.

¡ADM! ¡Recuperarás el control si pasas la página!

Qué, Qué, Qué

«¿Qué tan gordo crees que soy?»
«¿Qué tanto crees que puedo perder?»
«¿Qué tan rápido crees que lo podría perder?»

¿Qué tan gordo crees que soy?

Saliéndonos de este libro, es posible que hayas preguntado esto de la siguiente forma «¿Crees que estoy gordo?». Algunos ya tienen la respuesta y otros podrían inclusive estar en lo cierto. La mayoría no lo estará. Para cuando termines de leer esta sección, tendrás mucha más confianza en la verdad.

Para muchos, esta pregunta es importante porque lleva a la siguiente («¿Qué tanto crees que puedo perder?»). Por lo general esperas una respuesta *exacta*. Tal vez ya te la ha dado otra persona. La noticia es esta: ¡No le prestes atención a ninguno!

Cada cual tiene sus propias opiniones. Los amigos dan consejo en bloques de cinco, «¡Debes perder diez libras, quince libras, veinte libras!». Un doctor usará tablas, una fórmula o palabras que suenan muy técnicas. Y un padre podría decir simplemente: «¡Mucho!».

Los amigos y la familia

Las personas que ves con frecuencia tendrán definitivamente opiniones muy concretas sobre tu figura. Pero ser unos familiares cercanos no los convierte automáticamente en expertos. A lo sumo, hacen que la probabilidad de que te den una respuesta correcta sea menor.

Los padres pueden compararte en forma negativa (o positiva) a un hermano, a una hermana, a un pariente o inclusive a ellos mismos. Esto está mal. Aún dentro de la familia, hay variaciones genéticas y de hábitos que hacen que estas opiniones sean simplistas.

Por la misma razón, el concepto de un amigo íntimo también puede ser poco útil. Y siempre existe la posibilidad de que se sientan amenazados si te dan una respuesta sincera, y también se sentirán mal al ver que tienes éxito mientras ellos quedan rezagados.

Los médicos

Los médicos gozan de gran confianza como expertos en nuestra salud. Como ya lo he dicho, son realmente expertos en enfermedades. Un médico estudia cinco años o más pero sólo dedica un día a estudiar las dietas. No hay que perder la esperanza de que el día que las haya tenido que estudiar ¡no *haya* estado enfermo!

Si les pides ayuda a los médicos, se limitarán a utilizar unas pocas técnicas estándar. Primero te pesarán. Más adelante hablaré del pesaje, pero por ahora, la pesa no es importante. Lo que importa es la forma como el doctor la utilice.

Después de leer el resultado de la pesa, el doctor hará normalmente una de dos cosas. Sacará una tabla, te preguntará tu estatura y, por último, si se siente muy científico, sacará su arma secreta: ¡la calculadora!

Tablas de estatura y peso

Si tu médico te muestra una de éstas, es indicio de que es de *la vieja escuela*. Las tablas de estatura y peso fueron diseñadas en la década de 1950 para ayudar a las grandes aseguradoras a decidir si la persona tenía algún riesgo asociado a la salud (o para cobrar más dinero por su seguro).

Fueron actualizadas en 1983 y desde entonces están llenas de colores y gráficas locas. A pesar de estos cambios, la idea básica es un error. La longitud de tus huesos (tu estatura) y la fuerza que tu ejerces sobre la Tierra (tu peso) no lo explican todo.

Aunque las personas tengan la misma estatura o el mismo peso (o ambas cosas), pueden tener grandes variaciones en otros aspectos. Algunos tienen más músculo, otros tienen piernas más cortas y cuellos más largos y todos estos factores son detalles que las tablas no pueden ver. Son ciegas a la realidad.

El punto de la tabla donde convergen la estatura y el peso es un punto comparado con otros puntos promedios. Los promedios son simplemente lo que es más común. Y cuando se trata de la salud, lo *común* no significa lo *ideal*. Piénsalo bien.

Ahora las tablas dividen a todo el mundo en pequeños grupos cuidadosamente organizados. Bajos de peso, normales, con sobrepeso, obesos y ese término aterrador *obesidad mórbida*. ¡Son sólo palabras! Simplemente hacen que sea más fácil para otros describirte.

Las tablas de estatura y peso solían utilizarse *únicamente* en las oficinas de las aseguradoras. Gradualmente fueron abriéndose camino hasta los consultorios médicos, las salas de cirugía, los gimnasios y, ahora, están disponibles en todas partes. Cuando veas una no te molestes en mirarla. Tú sabes más.

Índice de Masa Corporal

Es sorprendente, basta tomar tres palabras normales, unirlas, ¡y adquieren un tono extremadamente científico! Índice – Masa – Corporal, o IMC por sus siglas. Es aquí donde tu médico saca la calculadora.

El IMC utiliza las matemáticas para calcular cuál es tu masa corporal comparada con tu estatura. Mide tu estatura en metros y multiplícala por esa misma cifra. Luego divide tu peso en kilos por ese resultado. ¿Estás confundido o aburrido? ¡Yo también!

Al igual que las tablas de estatura y peso, hay tablas para calcular tu IMC. Al igual que con todas las tablas, esto no hace que las cifras sean más útiles. Al IMC también le encanta dividirse en pequeños grupos bien definidos.

Sus categorías suenan como una mezcla de las clasificaciones clásicas de peso bajo, normal, sobrepeso y algunos tipos de naves espaciales, Obeso Clasc I, Obeso Clase II y Obeso Clase III. ¡Puedes ver claramente por qué nunca se convirtieron en insultos en la secundaria!

Ahora sugiero que olvides todas esas categorías, para siempre. Lo que es más extraño es que las *habíamos* olvidado durante años, de hecho, durante 150 años. El IMC fue inventado realmente en la década de 1830 por un matemático belga. ¡Parece haber sido una persona muy divertida!

Cuando se comenzó a poner en duda la precisión de las

tablas de estatura y peso, el IMC hizo su reaparición. Puede parecer complicado, pero no es distinto de lo que hemos visto antes. Y, al igual que las tablas de estatura y peso, el IMC se encuentra en todas partes.

La fórmula sólo funciona en casos extremos de peso bajo u obesidad ¡aunque para ese momento, ya es algo relativamente obvio! Para desagrado de todos, en el grupo más común de IMC, el *normal,* la precisión es la más baja. ¡Bah!

La razón por la cual la precisión es tan baja, se remonta de nuevo al ya conocido tema de los *promedios.* Las cifras del IMC provienen del estudio de todos los datos del sinnúmero de *personas promedio.* Por ahora, es fácil ver que si *estas personas* no fueran el prototipo ideal, y midiéramos muchísimas personas promedio, ¡podríamos quedar extremadamente perdidos!

Es hora de agregar tres letras y despedirnos: QEPD – IMC. Es demasiado mecánico y no es lo suficientemente personal como para darnos alguna información que valga la pena. Por lo tanto, hemos eliminado las tablas y las estadísticas, pero ahora tú sigues pensando, «¡Sólo dime qué tan gordo estoy!».

Porcentaje de grasa corporal

Lo prometo ¡este es el último método que hay que ignorar! En la búsqueda de mayor conocimiento sobre nuestros cuerpos, la ciencia aparentemente ha presentado una estadística definitiva, tu porcentaje de grasa corporal. A veces se conoce como tu constitución.

Ahora bien, de todas las medidas que hemos analizado, a tu porcentaje de grasa corporal hay que darle crédito por intentarlo. Le daría una calificación de A+ por esfuerzo. Saber cuánto de tu cuerpo es grasa y cuánto no es un punto lógico para comenzar.

Para encontrar esta cifra puedes pellizcarte (con unas pinzas depiladoras plásticas gigantes), ser sumergido bajo el agua, analizar tu respiración, dejar que pase electricidad a través de tu cuerpo o, inclusive, ser escaneado con una enorme máquina similar a la de los rayos X.

Estos métodos varían en cuanto a su precisión. Todos dan una cifra que explica cuánto de ti está hecho de grasa. El porcentaje restante es el total combinado de la cantidad de agua en tu cuerpo, tus músculos, tus órganos y tus huesos.

Supongamos que te han medido con precisión tu porcentaje de grasa corporal. Ya tienes los resultados. ¿Ahora qué? ¡Hora de consultar otra tabla, otro cuadro y otra opinión! Ah, sí, ¡siempre encuentran la forma de volver a asustarnos!

Todos estos resultados también se logran analizando resultados de otras personas. Según hacia dónde mires, vas a encontrar significados diferentes para tus estudios de porcentaje de grasa corporal. Hay un gran problema. ¡Estos significados no significan nada!

La investigación científica te puede decir mucho acerca de los niveles de grasa corporal. Los atletas olímpicos masculinos tienen menos de 10% de grasa, las mujeres con 15% o menos pierden la menstruación y si estás por debajo de 3%, lo más probable es que nunca vuelvas a salir de la cama.

Por sorprendente que parezca, aún el porcentaje de grasa corporal tiene problemas. Digamos que hay dos personas con 20% de grasa. Pueden ser, inclusive, de igual estatura. Una puede tener un prominente estómago o unas enormes caderas, mientras que la apariencia de la otra es la de un cuerpo balanceado.

Esto sucede debido a las diferencias en la masa muscular y la ubicación de las células grasas. De la longitud de los huesos y de la proporción de agua. El porcentaje de tu grasa corporal es como saber la lista de ingredientes para una receta de una torta. No te puede decir cómo saldrá la torta.

El problema con tu porcentaje de grasa corporal es el mismo que el de los otros métodos que ya hemos visto. Estos porcentajes rara vez son exactos, sólo te comparan con otros, y crean cifras que simplemente te asustan o te crean falsas esperanzas.

Desde un punto de vista puramente visual, son casi irrisorios. ¿Cuándo fue la última vez que al ir por la calle viste a alguien que te llamó la atención o te impresionó y pensaste: «¡Guau, debe tener un IMC de 19» o «Debe ser una obesa clase III!»?

Por lo tanto, creo que ya te habrás podido dar cuenta de que las técnicas de medición modernas pueden ser a lo sumo divertidas, pero definitivamente nos desvían de aquello a lo que volveremos al final: cómo nos vemos a nosotros mismos, cómo nos ven los demás y cómo nos comparamos con lo que vemos.

Los científicos que acaban de leer esto se estarán halando los cabellos en un ataque de ira. Prefieren vivir en un mundo de datos exactos, de investigación y teoría. Ese no es en realidad el mundo en que vive la mayoría de los humanos. Tengo una teoría. **¡No usamos teorías!**

Entonces, ¿qué nos falta? Ah, esa es una buena pregunta. «¿Qué tan gordo crees que estoy?». ¿Ya ves la respuesta? Te acabo de dar una gran pista. La respuesta tiene la misma cantidad de letras que gordo. ¿No la sabes? Se trata de lo que *miras*.

¡No arranques la página ni tires lejos tu teléfono! Sólo te

recomiendo que confíes en el más poderoso, personal e intuitivo de los métodos de juicio disponibles. Tu cerebro. ¡Lo más probable es que en este momento lo estés agitando!

El propósito de esta sección es dejar en claro la importancia de **confiar en ti mismo** *y* **compararte contigo mismo.** Está bien, no puedo impedir que te compares con tus amigos. Además ¡sólo lee el subtítulo del libro!

Pero es crucial que aprendas a confiar en lo físico, esto es, en lo que es real. Hacerlo fomentará tu capacidad de ser sincero contigo mismo. Cuando lo entiendas y dejes de confiar en los demás, sabrás exactamente cuándo está bien que sigas haciendo las cosas normales como hasta ahora, o cuándo debes esforzarte más.

Algunos pueden tener el hábito de confiar en lo que otros piensen, y lo harán preguntando a sus amigos o familiares, o inclusive a extraños en línea, para saber qué piensan de su cuerpo. ¡En este libro te doy el permiso oficial para dejar de hacerlo! ¡Ahora mismo! Dije, ¡YA!

Y, a propósito, no estoy sugiriendo que nunca te vuelvas a pesar. Si la sabemos usar, la pesa sigue siendo una herramienta confiable y motivadora. Hay otras cosas que puedes usar, y estoy seguro de que ya usas algunas.

El espejo

¡Mirarse al espejo es probablemente lo más cercano a recibir una opinión sincera de otra persona! Si lo usas, asegúrate de que sea neutro (de que no te haga ver más flaca ni más gorda de lo que realmente eres). Y, claro está, usa siempre el mismo espejo.

Si realmente quieres tener una buena opinión de tu cuerpo, no mires sólo tu figura de frente o de perfil. **Consigue otro**

espejo para ver cómo eres por detrás. No pretendo animarte a que te obsesiones. ¡Simplemente es inexacto ignorar la mitad de tu imagen!

Si no lo puedes hacer, ve al probador de una tienda de ropa. La iluminación suele ser horrible, pero te permite tener información detallada de cómo se ve tu cuerpo desde todos los ángulos. Vuelve siempre a la misma tienda. Y no, ¡no tienes que comprar nada!

La ropa

Esto no es tan sencillo como suena. Tal vez no haya nada mejor que poder sentirte cómoda en tus *jeans* favoritos, especialmente si has venido luchando por caber en ellos desde hace algún tiempo. Si utilizas un par de *jeans* para esta comparación, será una excelente herramienta.

Desafortunadamente, esos imprudentes números se han abierto camino de nuevo a la ciudad: las tallas de la ropa. Éstas pueden ser muy engañosas. Los diseñadores de modas saben que a todos nos gusta poder usar la talla más pequeña posible.

Por esta razón, algunos hacen sus tallas de ropa grandes. Imagínate que estás tratando de decidir entre dos pares de jeans muy similares, pero de distinta marca. Uno es talla 8, el otro es talla 6. ¿No estarías tentado a comprar la talla 6 en la que te sientes cómodo?

También puedes hacer que las cosas se te pongan más difíciles utilizando una prenda de ropa que *cambia* de tamaño. Las fibras naturales como el algodón pueden encogerse de forma dramática, especialmente cuando se secan de forma artificial. ¡Otras prendas también pueden ceder de forma dramática!

Por consiguiente, al usar la ropa como guía, conserva algunas prendas que no cambien de tamaño. Y no entres en pánico si te quedan bien los *jeans* de una tienda determinada pero tienes que esforzarte mucho para caber en los *jeans* de otra tienda diferente. ¡Nadie aumenta de peso tan rápido! Sólo son números.

Las fotografías

La fotografía digital utilizando un teléfono celular o una cámara te facilita controlar tu progreso. No requiere ayuda de nadie. Sólo un lugar bien pensado donde colocar una cámara en un trípode. Una fotografía ante un espejo de cuerpo entero también da muy buen resultado.

Para usar las fotografías tienes que ser consistente. Significa tomarlas desde el mismo lugar, con la misma iluminación (algo importante) y con la misma cámara. Si usas un vestido de baño o unos shorts, tómate todas las fotos con esas mismas prendas.

Entonces, confiarás en ti mismo, en el espejo, en tu ropa y tal vez tomarás algunas fotos. Como ya te dije antes, la pesa también es útil. Éstas tienen su propia sección. Pero por el momento ¡puedo oír que me estás haciendo otra pregunta a voz en cuello!

¿Cuánto crees que puedo perder?

Para algunos, esta puede ser la segunda pregunta más importante para la que buscan una respuesta. Y, de hecho, es la *más fácil* de responder. Pero también será la verdad más difícil de aceptar en todo el libro. ¿Estás listo? Respira profundo.

No hay límite a la cantidad de grasa que puedes perder. Si eres muy gordo, podrás perder un total mayor en comparación con aquellos que tienen menos grasa para empezar. Pero todos y eso quiere decir t-o-d-o-s podemos ser delgados. Sí, delgados.

Los científicos y los psicólogos probablemente considerarán que esto es una afirmación irresponsable. No me importa. Sólo quiero que la encuentres inspiradora. Si te está haciendo sentir ira, lo comprendo. Todos hemos escuchado conversaciones ajenas y hemos captado cosas que sugieren que ser delgado no es para todo el mundo.

> «Realmente debes darte cuenta de que no tienes el
> mismo cuerpo de ella».
> «Creo que simplemente tengo un metabolismo súper
> acelerado».
> «Los genes son el factor más importante».
> «Vamos, mira tus tobillos».

Si oyes algo con la suficiente frecuencia, comienzas a creerlo, lo conviertes en un hecho y, por último, vives tu vida de acuerdo con eso. No está bien que tantos hagan esto y renuncien a su sueño de llegar a ser delgados. ¡Ya es tiempo de borrar ese disco duro!

Ser delgado es para todos. Es saludable, es posible y, lo que es más importante, es como al cuerpo humano le encanta estar.

Mientras que los científicos y los gurús de las dietas han estudiado las *diferencias* entre los seres humanos, han olvidado que deben dedicar más tiempo a fijarse en las *similitudes*. El hecho es que hay muchísimas.

Ya tenemos conocimiento suficiente que, si se entiende y se utiliza bien, nos puede mantener delga-

dos y saludables. Esto dará resultado al menos para el 99% de la población. Incluso el 1% restante puede mejorar mucho más de lo que ha soñado.

Es posible que te estés preguntando cómo puede ser esto cierto, especialmente teniendo en cuenta que el éxito de llegar a ser delgado parece algo poco frecuente. Los seres humanos somos parte del universo y el universo está lleno de leyes. Las leyes de la física, de la química y de la biología son tres tipos de leyes bien conocidas.

Jamás has «fracasado» en ninguna dieta. ¡Nunca! La dieta ha fallado por no tener un diseño adecuado y por no aplicar estas leyes básicas.

Gran diferencia. Tienes que eliminar cualquier sentimiento de fracaso…O llegarás a creer que eres especial de la forma equivocada y que eres «'una de esas personas» que no puede adelgazar. No te conviertas en otro experto amateur de la genética —¡no culpes a tus genes!

¿Qué tan rápido crees que puedo perder peso?

Nadie puede negar que algunos pierden peso más rápido que otros y con menor esfuerzo. Esta diferencia en el tiempo que toma perder peso hace que las personas se desanimen y abandonen la dieta. Lo que es crucial es aceptar que con el tiempo pueden llegar a verte tan delgada como quieras.

¡Tengo la impresión de que esa fue una respuesta demasiado imprecisa para ti! De todas las preguntas, el aspecto del tiempo es el que más entusiasma. Tal vez es *la* razón por la que elegiste *Seis semanas para ¡AY DIOS MÍO!*. Te daré la mejor y más sincera respuesta que pueda.

De cierta forma, podría haber respondido a esta pregunta

a través de la pregunta anterior: «¿Qué tanto crees que pueda perder?». Pero la respuesta requería un período de tiempo determinado para ser más exacto. **En 6 semanas, puedes perder de 10 a 20 libras de grasa.** No de *peso*.

Eso significa que, si aplicas los conceptos del libro, **perderás grasa a una tasa de hasta 3,5 libras por semana.** Si esto te desanima, espera. Muchas dietas prometen pérdida de peso más rápida. Y lo logran. Pero es peso lo que se pierde, no grasa.

Muchos creen que una pérdida rápida de peso es pérdida de agua. No es así. Cuando se suprimen las calorías al nivel más bajo (o las alternativas de alimentos son realmente limitadas), la mayor parte del peso que se pierde representa pérdida de músculo, ¡y eso es un desastre natural!

La pérdida de agua se resuelve *fácilmente*. El cuerpo tiene mecanismos incorporados para mantenerte interesado en el agua o en los alimentos que contienen agua. Aún si continúas ignorando tu sed, tu cuerpo te hará pensar de nuevo, haciendo que tus movimientos sean más lentos y que te sientas físicamente débil.

De hecho, el agua a temperatura ambiente puede llegar de la boca a los músculos en menos de diez minutos. Pero los músculos pueden tomar semanas, meses y a veces hasta *años* para restablecerse y recuperarse de una pérdida súbita. Durante ese tiempo, van a sufrir.

Una parte de ti puede pensar: «Qué importa, nadie puede verlo y de cualquier forma ¡me veo más delgada!». Reducir el tamaño de tus músculos no es realmente un motivo para festejar. Lo podrás ocultar de los demás, pero tu cuerpo siempre sabe lo que está ocurriendo.

Nunca es buena idea perder músculo. Desde el punto de vista cosmético, tendrás un cuerpo ligeramente más suave.

Tal vez puedas vivir con eso. Después de esto viene el desarrollo de un metabolismo más lento. Finalmente, ¡algo a lo que puedes culpar de tu gordura!

El tejido muscular es donde se «quema» la mayoría de lo que comemos. Piensa en los músculos como en un horno. Achicas el horno y reducirás tu capacidad de quemar calorías. Además, ¡un horno más pequeño significa menos porciones de pizza para ti!

Volvamos entonces a esas 10 o 20 libras. Eso representa aproximadamente una pérdida semanal de grasa de cerca de 1,5 a 3,5 libras. ¿Puedes perder grasa más rápido? Sí. He visto pérdidas de grasa más rápidas en un 10% de los casos. Y también he visto pérdidas de grasa más lentas.

¿Cuál es la causa de esta variación? A decir verdad, no lo sé. Son muchos los factores que entran en juego, muchos que aún no hemos descubierto. Y debido a que no sabemos qué es lo que buscamos, no tengo forma de sugerir cómo mejorar en este aspecto.

Perder de 10 a 20 libras de grasa en 6 semanas es una pérdida rápida. Esto ocurre cuando entiendes muchas cosas. Si hasta 3,5 libras de pérdida de grasa por semana te suena poco, piensa cómo esa pérdida, semana tras semana, va sumando. ¡Apuesto a que ni siquiera aumentaste de peso con esa rapidez!

Cuando alguien pierde más de esto, por lo general no se ve bien. Cuando alcanzas de 10 a 20 libras de pérdida de grasa en 6 semanas (aunque hayas empezado con un peso de 250 libras) tus cambios serán evidentes para cualquiera que te vea. Obviamente se reflejará con un: «¡AY DIOS MÍO!».

Tu ropa te quedará mejor, especialmente con un buen adelgazamiento a nivel de la cintura (donde la grasa se puede acumular profundamente en tu interior). Tu cara, tu cuello, la línea de tu mentón se verán menos inflados y te sentirás más liviano, lo cual es una sensación *muy* agradable.

Está bien, piensa por unos momentos sobre lo que has leído en esta sección. Probablemente habrá cambiado tu forma de pensar, que habrá parecido confusa e inclusive aburrida. Sé franco contigo mismo y pasa a la siguiente sección cuando estés listo. ¡Ese será tu momento de decisión!

TEN EN CUENTA LO SIGUIENTE CUANDO SE TRATA DE ADELGAZAR...

ADM 6 Todos tienen una opinión pero la tuya es la mejor.

ADM 5 Olvídate de las tablas, los cuadros, los porcentajes o los IMC.

ADM 4 La pesa, el espejo y la ropa son buenos motivadores.

ADM 3 Puedes perder de 10 a 20 libras de grasa en 6 semanas.

ADM 2 Hacerlo más rápido podría significar que estés perdiendo demasiado músculo (eso es malo).

ADM 1 Cualquiera puede llegar a ser súper delgado a pesar de lo que otros piensen.

¡ADM! ¡Comienza a confiar en ti mismo y te verás recompensado!

Grandes planes

Todos tenemos distintas metas por lo que necesitamos planes diferentes. Es sencillo escoger el correcto, sólo tienes que ser sincero. Y con esto quiero decir que debes ser exacto acerca de qué tanto y qué tan rápido necesitas perder grasa. ¡Tampoco te pido que seas condescendiente contigo mismo!

Soy consciente de que para algunos, aún 6 semanas es demasiado tiempo. Tal vez tienes una gran fiesta en los próximos días, o se acercan las vacaciones o simplemente quieres lograrlo de prisa. Si tu meta son 15 libras o menos podrías elegir el plan más difícil y perder ese peso en menos de 6 semanas.

Esa modalidad de perder peso en poco tiempo tiene, sin embargo, sus limitaciones, y ciertas cantidades de pérdida de grasa no son probables, a pesar de lo que otros libros, entrenadores o gurús digan. Lo cierto es que la mayoría de las dietas o de los programas para mantener un buen estado físico simplemente toman cifras sacadas del aire.

Tú sabes más. Las cantidades que yo he fijado aquí no se basan en suposiciones. Provienen de experimentos. Y quiero decir, los experimentos *¡han sido oficialmente probados en humanos!* Se puede decir, con bastante precisión, que son el límite superior del promedio de pérdida de grasa en 6 semanas.

Al igual que todos los promedios, habrá quienes pierdan menos y quienes pierdan más. ¡Deja eso! «¿Que deje qué?», estás pensando. Bien, este es un punto en el que muchos pierden la confianza. Deciden que son de los que pierden menos. Repite conmigo:

¡No sabré quién soy realmente hasta que realmente lo haya intentado!
¡No sabré quién soy realmente hasta que realmente lo haya intentado!
¡No sabré quién soy realmente hasta que realmente lo haya intentado!

Si te está costando demasiado trabajo, tal vez desees bajar un nivel y volver a subir cuando puedas hacerlo. Procura no estar mezclando y combinando todo el tiempo porque esto podría convertirse en un hábito de disciplina incierta.

Para que quede claro, las ideas básicas de este libro son muy similares para todos. Sólo en unas pocas áreas hay diferencias y es ahí donde vas a ver que se ha escrito una variación. Si no se menciona una variación del plan ¡significa que debe realizarse completo! Piensa en los niveles de un juego de video:

La ola

Perder 10 libras de grasa en 6 semanas

Este es el nivel más fácil. ¡Que sea más fácil no quiere decir que sea fácil! Muchas de las ideas de este libro serán nuevas y controversiales, y si te preocupa tener que adaptar tu cerebro y tu estilo de vida a ese shock, este podría ser el shock que debes enfrentar.

En el método *La ola* estarás despertando tu cuerpo y tu mente a una nueva forma de funcionar. Si 10 libras de pérdida de grasa resulta ser tu meta, pero quieres perderla en menos de 6 semanas, podrías intentar el siguiente nivel de intensidad, *La ráfaga*.

La ráfaga

Perder 15 libras de grasa en 6 semanas

Este plan es más difícil que el de *La ola*. Exige más disciplina y más fortaleza mental de tu parte. Pero al incluir más movimiento y una elección más inteligente de alimentos con una mejor bioquímica y una mejor física, *La ráfaga* generará la capacidad de quemar 50% más grasa que *La ola*.

Si realmente quieres perder el máximo de grasa en 6 semanas, o perder menos pero hacerlo a una velocidad mayor, entonces podrías intentar el último nivel, *El terremoto*. No es fácil, pero a cambio, tu cuerpo simplemente tendrá que comenzarse a ver exactamente como lo deseas.

El terremoto

Perder 20 libras de grasa en 6 semanas

No te confundas, este nivel requiere un verdadero cambio de conceptos y esfuerzo en comparación con la mayoría de las cosas que puedas haber ensayado antes. Tus amigos creerán que has enloquecido, y tal vez en algunas ocasiones puedas preguntarte: «¿¡Qué estoy haciendo!?».

Pero los resultados serán evidentes. *El terremoto* requiere elecciones aún más inteligentes que las de *La ráfaga* y una dedicación aún mayor. Si aún no estás seguro, siéntate, lee de nuevo el capítulo anterior, consúltalo con la almohada y toma una decisión en la mañana.

Sin embargo, para repetir, aunque hay tres niveles, los principios siguen siendo los mismos. Para perder más, es evidente que algunas cosas deben ser más difíciles. Piensa en *La ola, La ráfaga* y *El terremoto* como *fácil, normal* y *difícil*. O difícil, más difícil y «¿lo dices en serio?». Estoy bromeando. ¡No!

Algunas notas para los no creyentes

Los críticos pueden sugerir que estos planes no son prácticos para uso constante. Y ¿sabes una cosa? Si tuvieras que sentirte como si estuvieras constantemente siguiendo un plan, cualquier plan, esos críticos tendrían razón. Pero no tienen razón en todo. ¡Los críticos nunca la tienen!

Quiero que te sientas que estás siguiendo un plan *al comienzo,* ya que esto te entusiasmará y te dará energía. Pero después de un tiempo comenzarás a entender cómo funcionan las cosas, y gradualmente estas técnicas se incorporarán en tu forma de vida. ¿Un plan? ¿Cuál plan?

Tener que cargar con grasa adicional es extremadamente nocivo para la salud, es algo que se relaciona con un enorme número de enfermedades, algo que te hace sentir muy mal, y sólo ocurre debido a conductas extraordinarias. Para contrarrestar esta situación, **necesitamos un plan extraordinario.**

¿Y qué pasa con los que dicen que las metas de pérdida de grasa son demasiado bajas? Es posible que estés de acuerdo con ellos. No existe nada que pueda considerarse muy poca pérdida de grasa. Es cierto, todos queremos ver resultados más rápidos, pero **cada onza de grasa que pierdas representa un paso en la dirección correcta.**

Los expertos que sostienen que pueden perder grasa más rápido, que puedes perder más de 20 libras en 6 semanas, no son expertos. ¡Son simplemente generadores de cifras al azar! Sin embargo, es posible que recuerdes la época en que alguien que tú conocías perdió más. Tal vez fuiste tú misma. A continuación verás cómo sucede esto.

El éxito basado sólo en el peso

Esto suele significar que se pierde más que sólo grasa. Como ya lo he dicho, suponiendo que sea 'sólo peso de agua' no es bueno. Perder grandes cantidades de peso rápidamente significa perder grandes cantidades de músculo. ¡Tienes que amar tus músculos! ¿Por qué?

Los músculos contienen nuestro gran aljibe de agua, que nos permite levantarnos, que cuida de nuestro sistema inmune y los músculos utilizan la energía que se encuentra ¡en esa *segunda* barra de chocolate que consumiste con disimulo! Para quienes se interesan sólo en la apariencia, la pérdida de músculo los hará fofos al tacto.

En los últimos años, muchas dietas han producido pérdidas de peso masivas. Sus inventores han sostenido que parte de esta pérdida es agua, y que la dieta puede ser segura *con sólo beber un poco más.* Esto es ya sea estupidez o mentira. **La pérdida masiva de peso siempre significa pérdida de músculo.**

El exceso de ejercicio

Estar en buen estado físico es excelente. De hecho, es como se supone que deberíamos estar siempre. Pero aún los cavernícolas descansarían de vez en cuando. ¿Por qué? Porque nuestros ancestros tenían verdadera experiencia de lo que era sentirse exhausto.

Los miocitos, o células de los músculos, desarrollan pequeñísimos desgarros cuando se usan. Esto es absolutamente normal y, hasta cierto punto, nuestros cuerpos pueden repararlos sin dificultad. Pero al pasar de este punto todo empieza a salir mal. Y no son sólo los músculos los que sufren si exageramos el ejercicio.

Lo primero en dañarse es tu sistema inmune, por lo que tendrás tos y resfriados. Después se afectarán tus articulaciones. Te darías cuenta de que te luxas un tobillo con demasiada frecuencia, o que inclusive te desgarras todo un músculo, un tendón o un ligamento. Puedes creerme, el tener que permanecer sentado debido a una lesión ¡hace que sea mucho más fácil engordar!

Con el tiempo, todo el sistema químico del organismo presenta problemas. Los hombres pierden testosterona y las mujeres pierden estrógeno. Además de hacer que los muchachos parezcan cada vez más muchachas y que las muchachas parezcan cada vez más muchachos, esto todo lleva al problema final, una sensación de tristeza.

La actividad física es excelente para la mente, pero cuando confiamos demasiado en ella, el cuerpo simplemente no se puede recuperar y hace lo que sea para evitar que lo sigas lesionando. ¿Y cuál es la forma más fácil de hacerlo? ¡Te deprimes! Eso es exactamente lo que hace la naturaleza.

¿Cuánto es demasiado? Para la mayoría, hacer ejercicio por más de 2 horas al día causará problemas. Nuestros planes utilizan actividad física, pero se trata más de **cronometrar y combinar** esa actividad con otros principios, en lugar de simplemente realizarla en exceso.

Elecciones constantemente equivocadas de alimentos

Si una dieta dice que debes sobrevivir con un número limitado de alimentos, tendrás problemas desde el comienzo. No me importa qué tan buena sea, ¡ningún humano puede vivir *únicamente* de chocolate! Las recetas de dieta pueden verse interesantes, pero te limitan de forma subconsciente.

El diseño de muchas dietas se basa en el conocimiento de que entendemos los riesgos de ser obesos. Y con eso, tienen la excusa perfecta para convencerte de que debes sobrevivir sólo con unos pocos alimentos. **Ser más delgado es más sano, pero hay que tener claros los principios básicos.**

La naturaleza no quiere que tengamos una enfermedad grave por lo que nos da nutrientes para evitarla. El problema es que los disemina en una amplia variedad de alimentos. Si comes sólo unos pocos es posible que no obtengas lo suficiente de la mezcla mágica para protegerte.

Un diseño súper complicado

Muchas dietas son diseñadas por quienes se dan cuenta de que si algo no se ve muy complicado, la gente no lo va a creer. Es una locura, pero muchos tenemos el hábito natural de suponer que las cosas sencillas no pueden ser útiles. Ya sabes, «eso no puede ser *así* de fácil».

Por lo tanto, las dietas se convirtieron en algo complicado. A tu organismo no le impresiona la complicación *ni tampoco* la simplicidad. Sólo sabe lo que funciona y lo que no funciona. Muchas dietas son tan complicadas ¡que nunca te permiten olvidar que estás haciendo una de ellas!

Este libro puede parecer complejo al principio. Pero cuando lo entiendas, todo será más simple. Y si ya has hecho una dieta antes, este nuevo conocimiento te ayudará a comprender las razones por las cuales las dietas que ya has hecho *no* dieron resultado.

Los medicamentos

Está bien, esta es la verdad. Hay ciertos medicamentos que aceleran la pérdida de peso, la pérdida de grasa o cualquier tipo de pérdida que quieras. Algunas son drogas que se encuentran en la calle, otras son medicinas, pero lo que todas tienen en común es que, al final, *dejarán* de tener efecto.

O, de lo contrario, *te* impedirán seguir funcionando. Los gobiernos han entrado en pánico y han intentado utilizar muchos de estos medicamentos para reducir los niveles de obesidad, pero inclusive ellos saben que es una forma de acortar camino que por lo general no da resultado. Todos los medicamentos tienen algún tipo de efecto secundario.

Algunos efectos secundarios no pueden soportarse, otros sí. De hecho, después te animaré a utilizar una droga. Pero no es una de las que se introducen al país de contrabando. Se puede comprar en una tienda de víveres, es segura y útil.

Dejar de comer prácticamente por completo o atiborrarse

Es hora de hablar del gran «de eso no se habla». La palabra que empieza con «a» y la que comienza con «b»: la **anorexia,** no comer prácticamente nada, y la **bulimia,** comer pero vomitar. Éstas son mucho más comunes de lo que nos damos cuenta o de lo que estamos dispuestos a admitir. Muchos padres y amigos en realidad se hacen los ciegos.

Son comunes debido a una peligrosa situación donde están implicados tres factores. Por una parte, nuestro deseo de vernos bien. En segundo lugar, la falta de información adecuada sobre las dietas y, en tercer lugar, el factor más importante, los profundos problemas emocionales que llevan a muchos a utilizar los alimentos como algo que no es sólo para energía o diversión.

¿De qué se trata? **En la mayoría de las personas que presentan trastornos alimenticios, los alimentos se convierten en su otro yo.** Termina por ser una versión de ellos mismos que puede *ser controlada.* Todos detestamos el caos y si no podemos controlar nuestros propios pensamientos, *controlaremos* cualquier otra cosa.

No estoy aquí para curar la anorexia y la bulimia. La misma idea de una cura es ridícula. Quien padece estos trastornos requiere apoyo, comprensión y tiempo. Se requiere tiempo para vernos en una perspectiva adecuada y es algo que no podemos adelantar como si se tratara de un video.

Hablo de la anorexia y la bulimia en términos de esas escasas personas que hacen esto simplemente para verse mejor. Si te matas de hambre, eventualmente te convertirás en una persona extremadamente delgada. Y extremadamente enferma.

Sin importar qué tan activo seas, tu cerebro siempre está

funcionando. Exige hasta un 25% de las calorías que consumes. Además, tu corazón sigue palpitando, tus órganos siguen cumpliendo sus funciones y siempre pierdes un poco de calor. Hasta quienes permanecen sentados en el sofá, sin hacer nada, queman calorías.

Quienes sufren de anorexia saben con certeza que comer menos hace que su cuerpo adelgace. El problema está en que no estamos diseñados únicamente para convertirnos en modelos de Victoria's Secret. Estamos diseñados para ganar el juego en el programa de televisión *Weakest Link* y también en *Wipeout*.

Estamos hechos para ser brillantes en muchas cosas y eso requiere muchísimos nutrientes. No tantos como para crear un exceso (gordura) pero sí suficientes para construir el diseño más complejo del planeta. Nuestra lista de nutrientes a largo plazo *tiene que ser* brillante.

Tu cuerpo tiene únicamente ocho años. Sí, ¡hablo de tu cuerpo! Si te fijaras en una cualquiera de las células de tu cuerpo y la estudiaras para ver la edad que tiene, tendría como máximo unos ocho años. Esto se debe a que constantemente nos estamos desgastando y reconformando.

Las células de tu estómago podrían estarse reemplazando cada tres horas. Las células nuevas de tu piel reaparecen cada tres semanas. Algunas partes de tus dientes tienen apenas dos años. En términos sencillos, estamos siempre avanzando sobre una especie de banda sinfín de una fábrica.

Significa que, literalmente, somos lo que comemos. El cuerpo humano nos «pide» a todos que vayamos a la tienda de víveres de la esquina y. compremos los nutrientes que requiere. Quienes sufren de anorexia se niegan a comprar cualquier cosa de esa lista o sólo compran algunos de los productos.

Si esa lista fuera la lista de lo que se requiere para preparar una torta, sería imposible que pudiéramos hacer una torta bien hecha. Eso es lo que ocurre con la pérdida masiva de peso de los anoréxicos. Se encogen, pero las sustancias de las que están hechos son chatarra.

Come mal por tres semanas y las células que empiezan a nacer en la capa inferior de tu piel saldrán a la superficie con la apariencia de haber dormido en el Gran Cañón de Colorado. Estas criaturas subalimentadas se verán como piel débil, opaca, propensa a las estrías.

Sigue comiendo mal y comenzarás a dañar las células que requieren más tiempo para desarrollarse. Las de tus órganos, tu cerebro y eventualmente tus dientes. De la cabeza a los pies, *incluyendo* tus dedos de los pies. **Ser delgada por comer muy poco siempre termina en un problema.**

Con la bulimia, la situación es ligeramente distinta. Algunas de estas personas también son anoréxicas de medio tiempo. Por épocas, pasan por largos períodos durante los cuales no comen prácticamente nada. Esto significa que presentarán la mayoría de los problemas que acabamos de describir. Y también otros nuevos.

Cuando se es bulímico, es posible verse delgado sin parecer enfermo, y mantener un peso bajo sin que nadie lo sospeche. Una buena actriz puede verse totalmente normal en público, a excepción de sus frecuentes idas al baño.

La acción de vomitar revierte literalmente la ingesta calórica. Por consiguiente, produce una pérdida de peso dramática, al menos de forma temporal. La naturaleza siempre se desquita. El vómito es extremadamente ácido y destruye fácilmente no sólo los dientes sino también la garganta (haciéndola más vulnerable al cáncer).

Con el uso cuidadoso de mentas para el aliento y gran cantidad de agua para eliminar el ácido, parte de este problema puede permanecer oculto. Sin embargo, es prácticamente imposible, y quiero decir imposible, ocultarle ciertas cosas al organismo.

Poco a poco, varios de los órganos grandes como la piel y el estómago comienzan a afectarse y a deteriorarse. Pero de modo mucho más lento y en formas que aún no comprendemos, los **centros del apetito** se dañan. ¿Centros del apetito?

Darse cuenta de la presencia de alimentos, disfrutarlos, desearlos y saber cuándo ignorarlos son cosas que se deciden a través de partes del cerebro. Estas son áreas complejas y están relacionadas con nuestros sentimientos generales de alegría. Esos son los centros del apetito.

Entrenarlos con base en ciertos principios (como con este libro) es buena idea, porque la vida moderna los ha descarrilado. Pero al ingerir alimento y luego vomitarlo, se produce una confusión masiva en el cerebro.

Se empiezan a cablear áreas extremadamente complejas. E incluso el súper computador humano no tiene un plan de emergencia. Quienes sufren de bulimia desarrollan extrañas relaciones con los alimentos a largo plazo, relaciones que no pueden explicar.

Tanto la anorexia como la bulimia producen pérdida de peso. Eso es innegable. Pero la pérdida de peso por sí misma no suele ser un problema, más allá de lo que los miembros de la familia, los amigos o el público consideren visualmente aceptable.

El problema radica en hacer que el cuerpo se renueve con base en una lista de mercado limitada y también nuevamente cablear nuestro sorprendente computador que llevamos sobre el cuello, el cerebro. Si haces esto por dos años o más, estarás en graves problemas. Busca ayuda, todo *saldrá* bien.

Los humanos hemos recibido la bendición de una capacidad casi milagrosa de mejorarnos. Debido a la forma excepcional en la que estamos hechos, célula por célula, tenemos la posibilidad de comenzar de nuevo desde el minuto en que tomemos la decisión de hacerlo.

El nuevo «de eso no se habla»

Para muchos, la anorexia y la bulimia son aún problemas muy privados, no así para las celebridades. El desarrollo constante de los medios digitales, sobre todo de la Internet, ha cambiado sus vidas para siempre. Al igual que todos los humanos, también las celebridades tienen problemas.

Muchos casos de alto perfil, en especial los que se relacionan con actrices y cantantes femeninas, han elevado el perfil de los trastornos alimenticios a niveles sorprendentemente altos. Fotografías escandalosas con crudos detalles han entrado a nuestros hogares y a nuestros teléfonos móviles.

Esta exposición, combinada con el aumento general de información, ha dado lugar a la aparición de un nuevo «de eso no se habla». Se conoce como **ortorrexia**. Se compone de dos palabras provenientes del griego, *corrección* y *apetito*. Y el número de quienes la padecen es enorme.

Pero, ¿cómo es la persona que sufre de ortorrexia? **Un ortorréxico es alguien con una obsesión patológica por lo que tiene que ver con la comida.** Algunos dicen que al leer este libro *te convertirás* en una de ellos. Y yo estaría de acuerdo si hubiera escrito este libro en un determinado estilo. Pero no lo hice.

Este libro te presenta los hechos y espera hacerlo en una forma que te resulte sencilla. Mi propósito es animarte a entender, no a obsesionarte. He visto que, una vez que conocemos la verdad sobre un tema, cualquier obsesión tiende a disminuirse de inmediato.

También creo que si estás leyendo esto, tienes una obsesión con tu cuerpo, no con la comida en sí. Es sólo que ambas cosas están estrechamente relacionadas. Una obsesión *transitoria* con tu cuerpo y con el alimento *es* saludable, en especial si te acerca a la tranquilizante verdad.

Volvamos a los ortorréxicos. Solían ser un pequeño grupo de personas que habían optado por las tiendas naturistas en lugar de los grandes supermercados. Pero, debido a que la información está a sólo un *Wiki* de distancia, llevaron también sus comportamientos a los supermercados de cadena.

En alguna forma, el incremento de la ortorexia ha dado lugar a muchos cambios positivos en la oferta de productos alimenticios. Ahora las compañías productoras de alimentos saben que, por lo general, formamos parte de este grupo inteligente, y esto los han persuadido a elaborar productos alimenticios más limpios, orgánicos y, por lo general, más saludables.

Pero ser ortorréxico tiene una desventaja. Significa que el alimento se convierte sólo en un *sustantivo*. En una cosa. En combustible. En algo que se mide, se controla y se utiliza. Eso es una lástima, porque la comida es mucho más que eso.

La comida es una *sensación,* y comer es prácticamente un ritual. Lo acepto, comer en un lugar donde haces tu pedido desde el carro ¡está lejos de ser un sentimiento! En realidad, no estoy seguro, porque inclusive eso puede llegar a ser una ocasión placentera. Eso es, debes agradecérselo a tu cerebro. Comer suele ser *una ocasión.* La vida *necesita* un sentido de ocasión.

Algunos han propuesto clasificar la ortorexia como un

trastorno alimenticio. Personalmente no creo que lo sea. Como tampoco creo que lo sean la anorexia o la bulimia. Son problemas psicológicos. La comida simplemente es el medio en el que se manifiestan.

La anorexia, la bulimia y la ortorrexia son los resultados físicos de problemas no físicos. Si crees que tienes cualquiera de ellos, debes examinarte del cuello para arriba. Como alternativa, examina también tu corazón. Tu corazón siempre está lleno de respuestas y sinceridad. Siéntelo. *Conéctate.*

Si eres ortorréxico, tal vez no te sientas solo como algunos de los anoréxicos o bulímicos. En cierta forma, esto te deja en una situación peor. Pero cualquier obsesión a largo plazo no es buena, porque ocupa un valioso espacio en tu cerebro.

Un espacio que podría utilizarse de forma mucho más positiva para pensar en cosas aleatorias, divertidas y otras cosas para las que no puedo imaginar un nombre. Te animo a que te conviertas en experto lo más pronto posible pero que no busques la perfección del conocimiento. Es algo que nunca se alcanza.

Este libro traerá el conocimiento suficiente para que te sientas como el líder del grupo. Pero no dediques demasiado tiempo a pensar en la dieta o en la apariencia. Hay muchas otras cosas en la vida. **Sal de la jaula hoy mismo.**

Tú eliges

Esta sección tiene dos propósitos. En primer lugar, presentarte los planes y permitirte elegir cuánto peso quieres perder. En segundo lugar, demostrarte que hacerlo en menos tiempo es riesgoso. No estoy criticando ninguna dieta en especial. ¡Sólo las que no concuerdan con este concepto!

Perder grasa en poco tiempo es emocionante. Y también es emocionante no volverla a recuperar. Para esto tu cuerpo y tu cerebro deben funcionar normalmente. Si algo te anima a pasar eso por alto, piensa en la sinceridad a largo plazo y adopta una actitud inteligente. **Sé siempre inteligente a largo plazo.**

Así es, para simplificar la elección de un plan, en vez de utilizar tablas y diagramas complejos, he presentado las opciones en frases. Léelas en voz alta, elige la que te suene correcta. Después podemos seguir adelante.

Quiero perder 10 libras en 6 semanas. Elegiré **LA OLA.**

Quiero perder 15 libras en 6 semanas. Elegiré **LA RÁFAGA.**

Quiero perder 20 libras en 6 semanas. Elegiré **EL TERREMOTO.**

Quiero perder 10 libras en 4 semanas. Elegiré **LA RÁFAGA.**

Quiero perder 15 libras en 4 semanas. Elegiré **EL TERREMOTO.**

Quiero perder 10 libras en 3 semanas. Elegiré **EL TERREMOTO.**

Si necesitas perder más de 20 libras o menos de 10, lo más importante es **empezar.** Elige una modalidad de dieta. Por mucho peso que tengas que perder, es posible que, en algún momento, desees reajustar tus metas y cambiar de nivel.

TEN EN CUENTA LO
SIGUIENTE CUANDO SE
TRATA DE ADELGAZAR...

ADM 6 Elige un plan basado en lo que te diga tu intuición.

ADM 5 Se pueden perder 15 libras o menos en menos de 6 semanas.

ADM 4 Tu cuerpo está construido, célula por célula, con base en una compleja lista de mercado.

ADM 3 Una pérdida de peso extra rápida suele resultar en problemas de salud.

ADM 2 Los problemas alimenticios son el resultado físico de problemas mentales.

ADM 1 Evita cualquier cosa o cualquier persona que pueda representar un riesgo para tu felicidad a largo plazo.

¡ADM! ¡Elige un plan y cúmplelo!

Cómo medir la grandeza

Mientras lees esto, millones de personas en el mundo estarán subidas en una pesa. Algunas estarán inclinadas hacia un lado, unas cuantas estarán desnudas y la mayoría ¡estará conteniendo la respiración!

A todos nos gusta medir nuestro éxito, es natural. Además de las cifras de nuestro saldo bancario, parece que las cifras de la pesa aumentan o disminuyen nuestro grado de felicidad. Debido a que hay tantas cosas que dependen de este proceso, es mejor que sepas cómo hacerlo bien.

Compra tu propia pesa

Si no tienes el dinero para comprarla, ahórralo sin demora. Las pesas son excelentes cuando son exactas, e *inútiles* cuando no lo son. La forma más fácil de reducir su precisión es utilizarlas en exceso. Y la forma más fácil de hacerlo es que muchas personas utilicen una misma pesa.

Si acostumbras pesarte en un gimnasio ¡deja ya ese hábito! Estas pesas pueden utilizarse hasta 100 veces al día o más. Eso equivale a usarla dos veces por semana durante un año, ¡en *un sólo* día! Aún las pesas para uso comercial no resisten ese uso.

Si las pesas del gimnasio dicen que has perdido mucho peso, vas a sentirte muy bien. Pero ¿qué pasa si no son exactas? ¿Cómo te sentirías si te indican que has aumentado *tone-*

ladas? **Cuando se trata de tus sentimientos, necesitas precisión.** Compra algún tipo de pesa. ¿Pero cuál?

Opta por la tecnología digital

Algunas pesas tienen indicadores plásticos circulares. Otras tienen pantallas electrónicas. Aunque las pesas con indicadores plásticos circulares pueden ser muy precisas, la ventaja de las pesas con pantallas digitales es que los cambios de peso pueden indicarse con exactitud por más pequeños que sean.

Esto es útil, porque **en el curso de un día, la pérdida de peso se presenta en pequeñas cantidades.** Estas pequeñas y constantes mejorías pueden ser un incentivo y pueden darte mayor seguridad. Las mejores pesas muestran diferencias de hasta 2 onzas en medidas británicas o 50 gramos en el sistema métrico.

Compra una pesa de una marca conocida, de una empresa que perdería prestigio si su producto fuera malo. Y olvídate de las medidas sofisticadas de IMC, grasa corporal y una *voz* que te indique tu peso, ¡son arandelas! Lo que necesitas es precisión.

¡Sal de la alfombra roja!

Los fabricantes siempre incluyen instrucciones que indican que las pesas necesitan una base sólida para funcionar debidamente. ¿Sabes qué? ¡Nadie lee las instrucciones! En lugar de venderte pesas, han desarrollado pesas con patas de alfombra. ¡No, no, no!

Las alfombras se pisan a diario. Cambian. Todas las patas

para alfombra del mundo ¡no pueden impedir que la pesa se tambalee! Entonces, para tener una precisión libre de bamboleo, busca el piso más sólido que puedas y pésate siempre en el mismo lugar. Si es necesario, ¡pésate en medio de la calle!

¿En qué momento del día debo pesarme?

Muy sencillo. En la mañana, ¡idealmente, después de *haber ido* al baño! Así, tendrás una precisión confiable. No importa la hora del día. Lo importante es impedir que el peso aleatorio del agua afecte tu percepción del éxito. Por lo tanto, ¡asegúrate de *ir* primero al baño!

A lo largo del día, nuestros patrones de comer y beber dan lugar a grandes diferencias. Entusiasmarse por cambios en el nivel de agua es festejar una victoria falsa. Los niveles de agua suben y bajan por innumerables razones, pero rara vez producen un cambio en nuestra apariencia.

Cuando consumimos carbohidratos, algunos se *almacenan* en nuestros músculos. Este nivel puede aumentar en forma dramática de la mañana a la noche. Cada cantidad de carbohidrato que almacenamos en nuestros músculos lleva consigo 2,4 veces esa misma cantidad de agua.

Puedes tener fácilmente altos niveles de carbohidrato almacenado en tus músculos en la mañana y aumentarlos durante el día en aproximadamente 14 onzas (400 gramos). Además de que esto hace que tu peso cambie, también estarás almacenando agua.

Esto significa que por el simple hecho de comer y beber normalmente, podría parecer que has aumentado 2 libras (1 kilo) al pesarte por la noche ¡sin que tu grasa corporal real haya cambiado en absoluto! **Debes ser consistente y pesarte únicamente por la mañana.**

¿Con qué frecuencia debo pesarme?

¡No todos los días! Esa es la respuesta rápida. Ya hemos visto cuánto cambia el peso de la noche a la mañana. **Sugeriría que debes pesarte sólo una vez por semana.** Sería aún mejor una vez cada quince días, ¡pero nadie puede esperar tanto tiempo!

Siete días es tiempo suficiente para quemar un número de calorías realmente significativo. En combinación con las pesas que muestran los pequeños cambios de peso, eso es perfecto. Elige *los lunes por la mañana* para obtener cifras que realmente te animen a esforzarte toda la semana.

Desnúdate

La prenda de ropa más consistente que tienes es tu piel. Si tuviera 1 libra esterlina por cada una de las veces que alguien se pesó y al ver que pesaba más dijo «son mis *jeans*», ¡tendría muchísimo dinero! Cierra la puerta, desnúdate y obtén tu peso exacto. Además evitarás críticas.

TEN EN CUENTA LO SIGUIENTE CUANDO SE TRATA DE ADELGAZAR...

ADM 6 Pesarse sigue siendo una motivación útil.

ADM 5 Utiliza pesas que puedan mostrar pequeños progresos.

ADM 4 Colócalas sobre un piso firme, nunca sobre una alfombra.

ADM 3 Pésate en la mañana y evita confusiones por el peso de los carbohidratos.

ADM 2 Pésate no más de una vez por semana.

ADM 1 Pésate desnudo para máxima consistencia.

¡ADM! **¡Compra tus propias pesas y mantenlas escondidas!**

Des Ayuno o Des Grasas

«No te saltes el desayuno».

«Nunca te saltes el desayuno».

«Quienes no desayunan engordan».

«El desayuno es la comida más importante del día».

«Hay que romper el ayuno».

«Un buen desayuno te prepara para todo el día».

«Si desayunas no necesitarás comer en exceso después».

«Toma este desayuno especial y pierde peso».

«Simplemente no puedes funcionar sin desayuno».

«Está muy enferma, casi nunca desayuna».

«El desayuno te ayuda a concentrarte».

«Desayúnate, ¡ya!».

He ahí una docena de reglas para ti ¿Has oído algunas en alguna ocasión? ¿Tal vez todas las doce? ¡NO SON CIERTAS! Probablemente esta sea la sección más importante que vayas a leer. Las reglas tontas son para incumplirlas, aunque te cause miedo.

A partir de mañana, o en el momento en que comiences tu plan, quiero que dejes de desayunar. Sí, ¡*sáltate* el desayuno! Es posible que tengas que esconderlo o regalarlo a alguna persona de la calle (o dárselo a un perro hambriento que no tenga sobrepeso). ¿Aún tienes curiosidad? Excelente, ¡sigue leyendo!

Entiende lo que viene y habrás avanzado un gran trecho hacia convertirte en una persona permanentemente delgada.

A los fabricantes de cereales les encantaría quemar lo que estoy diciendo, es posible que a tu cerebro le cueste trabajo leerlo y que, al principio, tu estómago desee que no lo hubieras leído.

Dale una oportunidad. Cuando realmente lo entiendas, y una vez que tu cuerpo lo comprenda, será mucho más fácil seguir esta regla todos los días. Este es un capítulo sustancioso ¡que te ayudará a perder sustancia! Entonces, ¿por qué desayunamos?

El desayuno sabe bien

Pero, ¿por qué sabe *tan* bien? Bien, aunque has estado dormida durante horas, tu cerebro ha estado desvelado toda la noche para mantener tu cuerpo en funcionamiento y organizar las reparaciones. Este trabajo nocturno requiere **energía.**

A la hora de acostarte, queda una pequeña cantidad de energía en tu organismo. Podría haber comida en tu estómago de tu última comida del día, podría haber algo en tu sangre y un poco más de energía almacenada en tu hígado. A esta energía almacenada en el hígado los científicos el dan el nombre de **glicógeno.**

Una de las principales funciones del hígado es darnos pulsos de energía cuando hemos dejado de comer por algún tiempo. Es como una reserva de urgencia en nuestro interior. Se requiere glicógeno, un término elegante para los **carbohidratos almacenados,** y cantidades mínimas de éste liberadas durante la noche para el trabajo de este turno.

Para cuando te despiertas ya no queda energía en tu sistema. Todo lo que tenías en tu estómago ya no está (¡por *eso* se ve tan plano en la mañana!), toda la energía que tenías en tu sangre ha desaparecido y tu hígado está ya casi sin gasolina.

El cerebro detecta que se acaban las reservas, por lo que te produce la sensación de hambre. ¡Hace que tu estómago r-u-j-a! Está asustado, literalmente ignora de dónde vendrá tu próxima comida. Por lo que te indica que vayas a la naturaleza (a la cocina) a buscarla.

Porque está ahí

La genética de nuestro cuerpo es antigua. Viene de una época en donde la alimentación no estaba garantizada. Los hombres de las cavernas no podían salir y ordeñar una vaca en un instante, tostar unos wafles ¡ni llamar a pedir una pizza! **Nuestros genes vienen de una época en la que encontrar comida equivalía a ganarse la lotería.**

Después de 2 millones de cumpleaños, nuestro cuerpo humano se ha sostenido muy bien, pero en términos generales *no hemos cambiado*. A diferencia de lo que ha ocurrido con el mundo, que ha cambiado *muchísimo*, esto, el cuerpo no lo sabe. Vivimos en tiempo de abundancia.

Esto es aún más cierto si tienes exceso de grasa corporal que perder, una fuente de energía tan abundante como tu propio carrito de compras lleno de alimentos para el desayuno. Si poder alimentarse fuera todavía fuese equiparable a ganarse la lotería, ¡los humanos de la era moderna ganarían el premio gordo todos los días!

Es un gran negocio

La próxima vez que vayas a un supermercado mira de cerca la sección de cereales. Ocupará mucho espacio, estará cuidadosamente organizada, llena de empaque coloridos, y tendrá tal variedad que si no puedes encontrar algo que te guste ¡será porque eres muy exigente!

Esta es el área de cualquier supermercado que ofrece la mayor ganancia. Son productos fáciles de hacer, y la mayoría del dinero de las compañías que los fabrican se dedica a costosas campañas publicitarias. O pagan a personajes famosos que nunca consumen esos productos ¡para que digan que sí lo hacen!

Saben que si encuentran un sabor o una idea que sea lo que te agrade a primera hora del día, te convertirás en un cliente cautivo, por mucho tiempo. ¿Cuántos otros tipos de alimentos pueden hacer lo mismo? La forma más fácil de convertirte en adicto es agregándoles azúcar. Los cerebros la devoran.

Los cereales entraron a formar parte de nuestra dieta hace apenas diez mil años. Por unos cuantos millones de años antes de eso, nos iba muy bien sin ellos ¿Qué comíamos? Definitivamente *no* comíamos cereales. De hecho, no podíamos y no hubiéramos comido nada a primera hora de la mañana.

Por lo tanto, ese es el desayuno. Sabe bien porque nuestros cuerpos están prácticamente vacíos en la mañana, es fácil de conseguir y grandes compañías nos los siguen vendiendo. Todo esto da como resultado millones de amantes del desayuno cada mañana.

«Tengo que comerlo, necesito mi tazón de cereal»

Rebecca Black cantó esta letra más de 200 millones de veces en *YouTube*. Y, como es natural, todos desayunan. Entonces, ¿tienen razón? ¡NO! **La popularidad no es siempre una buena razón.** Y la primera razón *por la que* desayunamos es, en realidad, la razón principal para evitar el desayuno.

Mueve el cuerpo cuando tienes poca energía flotando a tu alrededor y la energía tendrá que venir de algún lugar. De tu grasa corporal.

¿Por qué? Es muy sencillo. Imagina que eres un automóvil y que necesitas combustible (calorías) para impulsarlo (para vivir). ¿Dónde lo vas a conseguir? Bien, piensa. ¿Qué tal del tanque de combustible? Este es el lugar de donde el automóvil puede obtener combustible con mayor rapidez.

Hunde el acelerador (por ejemplo, ¡muévete, piensa, canta!) y tendrás combustible. El tanque de combustible de nuestro organismo está compuesto por la sangre, el hígado y la parte interna de los músculos. Contienen toda la energía proveniente de los alimentos o bebidas que hayamos tomado.

Durante el día, nosotros «dos carros» nos detenemos en la estación de gasolina y llenamos de energía nuestro tanque: ¡comemos! Cuando haces esto, acumulas nuestro la energía en el tanque (la sangre, el hígado, los músculos). Y cuando hay energía en el tanque, ¿por qué querría el cuerpo utilizar cualquier otra cosa?

No obstante, recuerda que al levantarte en la mañana, tu motor ha estado funcionando toda la noche. Es decir, tu cerebro y tus demás órganos. ¡Esos diablillos han estado bebiendo tu combustible en la noche! De hecho, eso es *magnífico*. Te despiertas con el tanque casi seco.

Sin combustible en el tanque, el cuerpo se ve obligado a hacer algo radical. Si insistes en salir a dar vueltas en tu auto (es decir, ¡si te mueves!) te permite hacerlo, y te da la energía quemando tu grasa corporal. Con el tanque totalmente seco no tienes otra alternativa.

Al principio, dejar el desayuno es difícil. Hace años que te has ido acostumbrando a la vida fácil de comida *al instante*. Y eso ha hecho que tu cuerpo se adapte. Con el tiempo, se adaptará a esta otra situación. **Irás adquiriendo más práctica en quemar tu grasa corporal.**

Durante este período, ¡te sonará el estómago de manera audible! Esto se debe a cambios en el resto de tu dieta. Además, tal vez te resulte más difícil concentrarte. De nuevo, debes darle tiempo a tu organismo y se adaptará a concentrarse con facilidad.

Lo cierto es que, de inmediato, tu cuerpo comenzará a quemar mucha más grasa. **Esto sólo ocurre después de largas horas de sueño.** Es *indispensable* aprovechar esta excepcional oportunidad. Si no duermes lo suficiente, piensa que al no hacerlo ¡estás desperdiciando ocho horas de tiempo de preparación (el tiempo que duermes)!

Algunos expertos, y muchos fabricantes de cereales, sostienen que al no desayunar el volumen de alimento que consumimos es mayor. Eso puede ser cierto a corto plazo. Pero aún así, es una afirmación que sólo esconde el hecho más importante.

Lo cierto es que, lo que no pueden negar ni se atreven a mencionar es que **tomar alimento como la primera actividad en la mañana impide que se queme la grasa.** *De inmediato.* Si entra alimento al organismo, no hay razón para que el cuerpo comience a quemar las calorías de reserva. ¡Para qué molestarse!

Si a un grupo de expertos les pides que levanten la mano si piensan que dejar el desayuno es un error, todos levantarán la mano. ¿Y qué? No se puede encontrar la verdad con un simple recuento de manos. Ellos están equivocados y yo tengo la razón. **Nuestros genes tienen la razón.** Si quieres perder grasa corporal en poco tiempo, atrévete. **Deja el desayuno.**

Todos, en algún momento de sus vidas, han dejado de desayunar. Tal vez lo han hecho a propósito, o tal vez porque tenían prisa. Y cuando lo hicieron, se sintieron muy mal. Por lo tanto, su conclusión fue: *debo* desayunar.

Pero esa situación sólo se da porque estamos *tan* acostumbrados a desayunar. Nuestros sistemas para quemar grasa y para funcionar sin combustible se han debilitado. Hay que darles la oportunidad de recobrar sus fuerzas, y nos ayudarán a ser delgados.

Entonces, a partir de mañana o cuando sea que comiences tu plan, logra más haciendo menos y elimina el desayuno. **Tu cuerpo está diseñado para esto.** Una parte básica de este diseño es lo que he llamado el desayuno almacenado, conocido también como la grasa corporal. ¡De manera que deja a un lado esa costumbre!

Y si te ves obligado a enfrentar una enorme cantidad de críticas, has que tus críticos lean este libro. Hazlos que estudien genética, química sanguínea e historia antigua. Ahora, si pensabas que leer este libro era difícil de aceptar, ¡sólo espera lo que viene a continuación! En combinación con esto, realmente hace que la grasa se desplace y se elimine.

TEN EN CUENTA LO SIGUIENTE CUANDO SE TRATA DE ADELGAZAR...

ADM 6 No puedes quemar grasa si tienes mucha energía en tu sistema.

ADM 5 El sueño consume casi toda la reserva de energía durante la noche.

ADM 4 Cuando te despiertas, no tienes combustible (eso es bueno).

ADM 3 Si no desayunas vas a quemar grasa corporal a cambio.

ADM 2 Desayunamos por costumbre y por presión de las propagandas.

ADM 1 Nuestros cuerpos no están diseñados para despertarse y consumir alimento de inmediato.

¡ADM! ¡No vuelvas a desayunar de aquí en adelante!

Adelgazar por inmersión

La tina del baño. Probablemente creas que es sólo un lugar para darte un baño, lavarte el pelo y olvidar todas tus preocupaciones. Bien, si algunas de tus preocupaciones tienen que ver con el exceso de grasa o con tener unas caderas que te hacen llorar, ¡piensa que esas preocupaciones ya no existen! ¿Cómo?

El agua absorbe calor, *muchísimo* calor, y lo hace mucho más rápido que el aire. Si permaneces desnuda en una tina de baño vacía, fuera de verte bastante extraña, perderías el calor de tu cuerpo, pero en forma muy lenta. Inténtalo. ¡Llega a ser aburrido!

Ahora llena la tina de agua a la misma temperatura del aire. Si permanecieras allí sumergido, tu cuerpo perdería calor 25 veces más rápido que en la tina vacía. ¡25 veces! Está bien, ahora estarás pensando, «¡25 veces, uy. Lo siento. ¿Qué me importa?!».

Cuando comes, parte de las calorías se utilizan para ayudar a tu cerebro a funcionar, como energía para tus músculos y, por lo general, para mantenerte viva. Además, la energía del alimento se utiliza también como combustible para mantener tu cuerpo a la temperatura correcta. Si estás caliente, no es mucho lo que necesitas.

Entre más te enfríes, más aumenta la necesidad de tu organismo de producir calor para mantenerte cómoda. Al hacerlo, parte de este calor se pierde a través de la piel. **Cuando pier-**

des calor, pierdes energía. Esta energía tiene que venir de alguna parte.

Todo esto sucede debido a un extraño tipo de tejido conocido como **Tejido Adiposo Marrón** (BAT, por sus siglas en inglés), te lo menciono por si estás a punto de entrar a un programa de juegos de preguntas y respuestas. Aunque suena como grasa, es realmente una parte especial de tu organismo que utiliza las calorías *perdiéndolas* en forma de calor.

Solíamos pensar que sólo los bebés tenían grasa marrón y que para cuando crecían, esta grasa desaparecía. No es así. Los que ya no son bebés tienen también un poco de esta grasa, en especial los que viven en lugares más fríos. Además, también puedes incrementar la tuya. ¡Es hora de que te conviertas en Batman o Batichica!

Lo mejor de estar expuesto al frío es que aumenta tu metabolismo (la velocidad a la que quemas las calorías), *durante todo el día*. Lo que más disminuye tu tasa de metabolismo es el sueño. El tiempo de sueño es importante. Sin el sueño, pronto colapsaríamos.

Por consiguiente, el mejor momento para aumentar tu metabolismo es lo más temprano posible en la mañana, y eso significa al levantarte. Así aumentas el metabolismo a un tiempo de 12 a 15 horas. Equivale literalmente ¡al metabolismo de una persona que se mantiene activa todo el día!

Al combinar esta técnica con una dieta sin desayuno y algo más (en el próximo capítulo), el organismo experimenta un cambio de tal magnitud que puede sorprender aún a los que tienen más dificultad para perder peso. **Se requiere una enorme fortaleza mental.**

También tiene algunos **riesgos**. Al meterte en una tina de agua fría tu cuerpo intenta proteger sus partes vitales, las que te mantienen con vida. Por esta razón, la sangre se apresura a llegar a esos lugares y tu presión arterial aumenta levemente.

Además, el súbito cambio de temperatura obliga al corazón a pulsar con más fuerza. **Por lo tanto, si tienes antecedentes de problemas cardiacos, o hipertensión o diabetes, debes consultar a tu médico.** Que te encuentren muerto no es el ADM que estamos buscando.

Aunque estés en excelente estado de salud, es *muy* importante que no vayas más allá de las indicaciones. Estar frío sólo da resultado hasta cierto punto. Si te excedes, correrás el riesgo de entrar en **hipotermia.** Es decir, el momento en que el cuerpo alcanza una temperatura *peligrosamente* baja.

Necesitarás algunas cosas, preferiblemente todo lo siguiente:

- Una tina
- Un termómetro plástico (o un termómetro para tina de baño)
- Un tapete para tina de baño
- Alguna forma de cronometrarte (por ejemplo, el celular o un cronómetro para preparar huevos)
- Ropa para cuando salgas de la tina
- Valor (¡muchísimo valor!)

Esto es importante. **Necesitas que el agua esté lo suficientemente fría como para dar resultado, pero no tan fría como para llegar a sentirte mal o asustado.** En las ferreterías se encuentran termómetros. Busca uno de plástico. Si quieres, puedes comprar termómetros flotantes para agua (que por lo general traen un cronómetro incorporado).

Entonces, ¿qué tan frío es frío? Un baño tibio es de aproximadamente 36 a 38 grados Celsius (100 grados Fahrenheit). **Necesitas que el agua esté entre 20 y 15 grados Celsius**

(68 y 59 grados Fahrenheit). La *sensación* de frío varía según la cantidad de grasa corporal que tengas (y dónde la tengas).

Sumergirse de inmediato en una tina de agua fría no es buena idea. ¡Lo más probable es que salgas de allí de inmediato! Además, aún si pudieras resistirlo, es mejor permitir que tu cuerpo se vaya adaptando gradualmente. Dale una semana y probablemente te mantendrás fiel a esta práctica. **La meta es hacer esto todos los días hasta por 15 minutos.** Esto es suficiente tiempo para que el cuerpo reaccione e incremente tu metabolismo por varias horas de ahí en adelante. *No* es necesario permanecer más tiempo. Es potencialmente peligroso. Y ¡definitivamente es aburrido!

Aunque nuestra apariencia exterior es importante para todos, lo que hace que tu cuerpo se sienta bien y satisfecho es lo que hay adentro. Para que todo esté bien, cuando el cuerpo siente demasiado frío, le indica a la sangre que pase de la parte externa a la parte interna y que llegue a donde más se necesita. Es posible que te pongas pálida (si llegas a quedar azul, **suspende esta práctica de inmediato**).

Adiós a la grasa de las caderas

Los baños fríos tienen un efecto poco usual en la parte baja del cuerpo femenino. Aunque la grasa puede verse igual en todas partes, no lo es. Parte de la grasa, especialmente la de las piernas, es muy difícil de eliminar desde el punto de vista químico. Para perderla, conviene utilizar un estímulo químico.

No sabemos a ciencia cierta cuál sea la razón, y aún la investigación está en proceso. Tal vez sea porque debido a que las mujeres pueden tener hijos, se ha determinado que persistan allí estas reservas de grasa por si llegan a necesitarse más adelante.

Para lograr que esta grasa rebelde responda, es necesario bombardearla con neurotransmisores y hormonas, sustancias químicas que *se comunican* con las células y las *activan*. Dos trasmisores importantes son la **adrenalina** (aka **epinefrina**) y su prima hermana la **noradrenalina** (aka **norepinefrina**).

El baño frío aumenta estas dos sustancias químicas. Aunque no puedas soportar plenamente el baño frío, vale la pena enfriar tus piernas. Las piernas contienen un gran número de receptores de frío, por lo que el simple hecho de exponerlas al frío ayuda. Claro está que sumergir todo el cuerpo es mucho más efectivo.

Cómo tomar correctamente un baño frío

Entrar de un salto a una tina de agua fría sería un shock demasiado fuerte y podría dejarte temporalmente sin respiración. No se trata de autotorturarse, por lo que esto debe hacerse de forma gradual y confortable. En realidad, ¡lo de confortable es mentira!

Un termómetro, un cronómetro y un tapete de tina de baño son importantes. Uno impide que el agua esté demasiado fría, otro impide que te quedes en la tina por demasiado tiempo y el último impide que te resbales si al pararte te sientes débil. No dejes de conseguirlos.

En sus marcas

¡Llena la tina! Esto tomará de 6 a 10 minutos. El nivel del agua debe llegar a tu ombligo cuando estés sentada en la tina, con las piernas hacia afuera frente a ti y la parte superior de tu cuerpo vertical. ¿Dónde está el tapete de la tina? ¡Pónselo!

Prepárate

La temperatura del agua tiene que ser la correcta. Al comenzar, no tendrás la menor idea de qué tanto es demasiado frío o demasiado tibio a menos de que uses un termómetro. No tiene que ser exacto, pero **asegúrate de que no sea demasiado fría.**

Si está demasiado fría, agrégale un poco de agua tibia, mézclala bien y vuelve a tomar la temperatura del agua. Si está demasiado caliente y ya estás usando agua fría sola, es difícil. Ya sé lo que piensas, ¡cubos de hielo!

Los atletas usan baños de hielo por unos 2 minutos, por lo general para reducir los daños musculares severos. Los cubos de hielo son molestos. Hay que hacerlos o comprarlos, llevarlos y esperar hasta que cambien la temperatura del agua. ¡Muy aburrido!

Sólo quienes viven en climas extremadamente calientes, no podrán enfriar al agua lo suficiente. No quiero que esto resulte complicado. **Cualquier temperatura de agua comparada con la misma temperatura del aire te ayudará a perder calorías rápidamente.** Haz las cosas lo mejor que puedas.

Espera

Un cronómetro para preparar huevos, un reloj digital, un reloj de pulsera o un teléfono darán el mismo resultado. Asegúrate de que la alarma sea lo suficientemente fuerte. ¡Es fácil perder la noción del tiempo cuando se está en el mar! Pon el cronómetro en algún lugar donde puedas verlo.

Ya

Entra a la tina, metiendo primero un pie y luego el otro (¡esto sólo lo escribo para que a nadie se le ocurra saltar a la tina con los dos pies al tiempo!). Activa el cronómetro y permanece quieta. Vas a pensar: «¿Estará hablando Venice en serio?». ¡Sí! Vamos, no seas llorón. Hemos estado en la Luna y hemos vuelto (está bien, en un confortable y calientito traje espacial).

Todo tu cuerpo, tanto los que hagan *La ola* como los que hagan *La ráfaga* o *El terremoto,* tomará el baño cumpliendo el mismo proceso de calentamiento (bueno, comprenderán que no puedo decir «¡de enfriamiento!»). Esto significa que permanecerás así de pie por 2 minutos. Saca un pie del agua por un segundo y sentirás calor. ¡Vuélvelo a meter!

No siento mis piernas

A medida que tu cronómetro va llegando a los 2 minutos, mentalízate. Vas a sentarte dentro del agua. Si lo haces despacio, como una persona mayor que sufre de la espalda, ¡la sensación del frío en tus nalgas puede desanimarte! Siéntate rápido, como un niño cuando juega sillas musicales.

La primera impresión del agua fría pasará en unos segundos. Después viene ¡el oleaje de agua que has creado! Te aconsejé que te sentarás *rápido,* ¡no que te *hundieras!* A medida que el agua va entrando en contacto con la parte alta de tus caderas y la parte baja de tu estómago, te sentirás tentado a renunciar ¡Espera!

Recuéstate hacia atrás y piensa: ¡ADM!

Una parte de ti no querrá seguir con el próximo paso, ya sea porque no es parte de tu plan o porque aún no te sientes lista (o porque tienes miedo). Si estás en buen estado de salud y si te has ido preparando poco a poco, estarás bien.

Ya has tenido las piernas en el agua por casi 5 minutos. Una parte de ti estará preguntándose: «¡¿No puedo quedarme así?!». Claro que sí, no estoy aquí para forzarte. Pero como ya lo he dicho, los beneficios están ahí, si los quieres.

Cuando completes 5 minutos, *recuéstate* hacia atrás. La velocidad a la que hagas esto es importante. No lo hagas demasiado rápido (una vez más, como si estuvieras jugando sillas musicales) porque podrías golpearte la cabeza o crear demasiado movimiento en el agua y ese shock frío seguirá golpeándote durante un tiempo que te parecerá interminable.

Tienes que irte recostando a una velocidad media. **Esto requiere valor.** En *ese* momento vas a darte cuenta de lo resistentes que son tus piernas y comprenderás que por eso necesitan toneladas de estímulo para activarse y perder grasa corporal.

Sé fuerte. Así como cuando te sentaste en la tina la primera vez, la impresión del agua fría comienza a disminuir a medida que tu cuerpo activa sus mecanismos protectores. En la parte alta del cuerpo, esto toma un poco más de tiempo, y una infinidad de receptores de dolor por frío empezarán a gritar: «¡SAL DE AHÍ YA!».

Después de unos 30 segundos, la sensación de frío repentino disminuirá. Ocasionalmente se vuelve a sentir, a medida que el agua se mueve alrededor y pasa sobre tu cuerpo. El agua que está cerca de tu piel ya está un poco más caliente. El agua nueva sigue estando fría ¡y *podrás* sentir la diferencia!

Dependiendo del tamaño de la tina y de tu tamaño, quedarás cubierta de agua, o es posible que tus rodillas sobresalgan. Deja que se hunda casi todo tu cuello y apenas una parte de la cabeza. ¡Qué importa que se te moje el pelo!

Si eres demasiado grande para la tina, tendrás que buscar la forma de hacer que las cosas funcionen. Muévete en distintas direcciones para que, en términos generales, todas las partes de tu cuerpo reciban algo del shock del agua fría. Al comienzo, intentarás mantenerte quieto, pero pasado un rato ¡realmente disfrutarás el frío!

Te darás cuenta que si mueves los brazos, el agua se levantará por encima de ellos ¡y encontrará nuevos lugares donde producir su caos por frío! **Eventualmente, tu cuerpo calentará tanto el agua, que ya dejarás de sentirla tan fría.**

Si has actuado en forma inteligente y has utilizado un termómetro, es posible que veas que la temperatura llega a aumentar dos o más grados en relación con la temperatura inicial. Por último, cuando llega el momento de salir de la tina, todos experimentan una sensación extraña.

Una sensación de calor, como si tu cuerpo hubiera llevado

al máximo su capacidad de producirlo, pero siguiera perdiendo parte de ese calor a través de la piel. Si aún sientes frío y estás temblando, no pierdas *la calma*. Mantente enfocada y sal cuidadosamente de la tina. Es posible que tiembles.

Antes de entrar a la tina prepara algo liviano para cubrirte, o vístete normalmente si tienes planes para hacer de inmediato. Pon atención. **No tomes una ducha ni un baño caliente justo después del baño frío. Esto tensina tu cuerpo hasta el punto de mayor resistencia y podría producirte un desmayo.**

Vístete y ponte en movimiento, pero no te acerques a un grifo de agua caliente. Claro está que, después de unas horas, estará bien hacerlo. ¡No quiero decir que no debas volverte a lavar las manos! Y, para los curiosos, el agua caliente no anula el efecto del agua fría. Sólo produce dolor.

Los baños fríos realmente incrementan la producción de adrenalina y noradrenalina (alias la epinefrina y la norepinefrina). Estimulan tu **Sistema Nervioso Central.** Si tomas el baño frío por la noche, estas sustancias químicas podrían desvelarte.

Si eres una chica y estás en esa época del mes, o a medida que tu salud va mejorando, la sensación puede ser diferente. Además, tanto la temperatura de tu ciudad como de tu cuarto de baño afectará la sensación que experimentas. **Mantente alerta,** *cambia* las cosas si lo crees necesario. Tú mandas, ¡aún si estás desnuda!

Es posible que esta sección te parezca complicada, pero después de unos cuantos intentos, te resultará verdaderamente simple. Lo importante es cuidar tu seguridad e ir introduciéndote a la técnica sin asustarte. Es importante que la ensayes.

Si realmente no puedes soportarla

Como ya lo he dicho antes, **nunca debes sentirte forzado a hacer nada.** Si te resulta demasiado frío o si la idea del baño te asusta, no abandones *el resto* del plan. El primer paso es ensayar un baño tibio, un poco más frío de lo que normalmente te gusta.

Inclusive eso ayuda, debido a que **el agua siempre absorbe rápidamente el calor corporal, haciéndote quemar más calorías.** Si tampoco soportas eso, espera a que el clima sea más cálido y vuelve a intentarlo. Mientras tanto, **sigue con el resto del plan.**

Sécate las lágrimas

Es posible que, mientras estés en la tina, quieras distraerte con un poco de música o escuchando radio. También puedes agregar, si así lo prefieres, algo de **cepillado corporal.** Tenemos en nuestro cuerpo una especie de segundo sistema circulatorio conocido como el **sistema linfático.**

Este sistema lleva nutrientes a todo el organismo. Los baños fríos de por sí activan la circulación, pero el cepillado corporal puede aumentarlo aún más. Aunque la investigación es limitada, y difícil de realizar, muchos encuentran que el cepillado corporal realmente ayuda a adelgazar las caderas.

Y cuando digo ayuda, quiero decir que mejora su contorno y puede, *inclusive,* reducir ese problema de la celulitis, que te hace llorar. Eso corresponde a otro tema, aunque vale la pena mencionarlo aquí. Necesitas un cepillo para el cuerpo, y siempre debes **cepillarlo *hacia* el corazón.**

En términos específicos, no podrás llegar a la parte inferior de las piernas (de los tobillos a las rodillas) porque para esto tendrías que salir del agua. Pero si puedes cepillarte desde justo arriba de las rodillas hacia las caderas, subir hasta la cintura y luego hacia tu corazón.

También puedes cepillar tus brazos. Empezando por la muñeca, cepilla hacia los codos y hacia arriba por tu brazo, sobre tu hombro y suavemente a través de tu tórax. Esta cepillada debe ser como un masaje suave. Hazlo delicadamente, constante y con un ritmo tranquilo.

Tiempo máximo

Ola

2 minutos de pie
8 minutos sentado

Ráfaga

2 minutos de pie
3 minutos sentado
5 minutos recostado

Terremoto

2 minutos de pie
3 minutos sentado
10 minutos recostado

Guía de temperatura del agua (para todos los métodos)

Semana 1 – la temperatura debe ser unos 20 grados Celsius
(68 grados Fahrenheit)

Semana 2 – la temperatura debe ser unos 19 grados Celsius
(66 grados Fahrenheit)

Semana 3 – la temperatura debe ser unos 18 grados Celsius
(64 grados Fahrenheit)

Semana 4 – la temperatura debe ser unos 17 grados Celsius
(62 grados Fahrenheit)

Semana 5 – la temperatura debe ser unos 16 grados Celsius
(60 grados Fahrenheit)

Semana 6 – la temperatura debe ser unos 15 grados Celsius
(59 grados Fahrenheit)

Piensa 15/15

**NO te sumerjas en un agua de menos de 15 grados Celsius
(59 grados Fahrenheit),
NO permanezcas más de 15 minutos en una tina de agua fría.**

La ducha

Bien, ¿qué pasa si no te bañas? ¿Prefieres la vida fácil? ¡Claro que no! Si eres lo suficientemente valiente, y quieres seguir adelante con esos baños para adelgazar, realmente sólo hay una opción: las duchas. No lo olvides, si no te das una ducha *o* un baño, no todo está perdido. Cualquier cosa que te haga sentir frío, esto es, bajar el termostato en tu casa (o simplemente caminar desnuda por la casa) puede ayudarte.

Está bien, lo admito, ¡esas cosas son bastante desagradables! Sólo quiero que sepas que la magia del frío no está sólo a disposición de quienes tienen hermosas viviendas. Si cualquier forma de sentir frío no es agradable, tómate una píldora contra el frío y haz lo que puedas.

Antes de seguir adelante, recuerda que todo lo que leas acerca de las tinas (y espero que lo leas aunque no tengas una), se aplica también a las duchas. **Antes de hacerlo, consulta con tu médico y nunca dejes de pensar en la seguridad ante todo.**

Las duchas deben utilizarse de forma diferente a la tina. Una sencilla razón es que, si no lo entiendes bien ¡es fácil que te salgas de la ducha! Sugeriría que, también en este caso, tengas a la mano un termómetro (al menos una vez), un cronómetro y un tapete de baño para evitar resbalarte.

Empieza como una persona a la que le gusta el agua caliente

Entra a tu ducha a la temperatura *normal*, con el cronómetro a la mano (o en una repisa cercana). Inicia el conteo y permanece en esa ducha caliente un minuto. Sí, ¡es aburrido! Si eres verdaderamente inteligente, utilizarás este minuto para lavarte el pelo (sólo en el caso de los hombres; *sabemos* que a las mujeres ¡les toma la noche entera!).

Enfríate

Después de un minuto, baja el termostato *un punto*, para que el agua se enfríe levemente. Si tienes el termómetro cerca a la cabeza de la ducha (cuando tus axilas empiecen a protestar por la idea de congelarse), mantelo allí por unos diez segundos. Comprueba la temperatura.

Cuando *comiences* tu ducha normal, es probable que el agua esté entre 30 a 38 grados Celsius (86 a 100 grados Fahrenheit), dependiendo de lo que te sea más agradable. **Tu meta es ir reduciendo gradualmente la temperatura, una vez por minuto, hasta que quede justo por debajo de 20 grados Celsius (68 grados Fahrenheit).**

Esto requiere graduar muchas veces la temperatura del agua, ¡ya lo sé! En términos prácticos puede tomar cinco minutos, es decir, cinco etapas de cambio de temperatura para llegar a cerca de 20 grados Celsius (68 grados Fahrenheit). **Puede tomar más o menos tiempo, pero, en cualquier caso, es importante hacerlo lentamente.**

Algunos podrían estar pensando, «¿Qué es un *punto*?». Bien, debido a que aún no me he duchado en tu casa, no sabría decírtelo. Tendrás que utilizar tu excepcional buen juicio e irlo descubriendo por ti mismo. Ensaya distintas graduaciones antes de *meterte* a la ducha, fíjate cómo puedes controlarlo.

¿Ya nos estamos aproximando?

Una vez que llegues a un nivel cercano a 20 grados Celsius (68 grados Fahrenheit), no te dejes llevar por la tentación de reducir aún más la temperatura. En una tina de agua fría puedes llegar a una temperatura un poco menor, pero las duchas, según el tamaño de las gotas, pueden perder calor *muy* rápidamente. **No olvides esto.**

Por lo tanto, no te aconsejaría quedarte bajo esa ducha fría por *más* de tres minutos. Comprendo que eso suena como si no fuera mucho tiempo. ¡Espérate a intentarlo! Además, yo no recomendaría llegar a tres minutos de inmediato. **Dedica una semana o diez días a ir *incrementando* el tiempo hasta llegar a tres minutos —comienza por llegar a resistir treinta segundos.**

Las mismas normas que se aplican para los baños en tina se aplican para la ducha, tal vez aún más. **No te calientes con una ducha de agua caliente. Esto es especialmente peligroso y podría producirte un desmayo repentino.** Es *mucho* más seguro salirse de la ducha (en cualquier momento, si fuere necesario) y envolverse en una bata o ponerse algo de ropa.

No es buena idea repetir toda la secuencia de inmediato porque los cambios súbitos de tu temperatura superficial en uno y otro sentido confunden al cerebro y cambian el sentido en que fluye la sangre como si se tratara de cambios de marea. **Una segunda sesión, unas ocho horas más tarde (esto es, a primeras horas de la noche), es seguro hacerlo, si realmente quieres repetirlo.**

TEN EN CUENTA LO SIGUIENTE CUANDO SE TRATA DE ADELGAZAR...

ADM 6 Sólo usa los baños fríos en tina si estás en buena salud.

ADM 5 El agua fría nos hace perder calor y esto acelera la quema de calorías.

ADM 4 Usa las reglas y permite que tu cuerpo se adapte lentamente.

ADM 3 No entres a una tina con agua a una temperatura menor de 15 grados Celsius (59 grados Fahrenheit).

ADM 2 No permanezcas más de 15 minutos en un baño de tina frío.

ADM 1 Si no puedes resistir los baños de agua fría, no te des por vencido en todos los demás aspectos de la dieta.

¡ADM! ¡Consigue un tapete para la tina, un termómetro y un cronómetro ya mismo!

Oro negro

Ahora entiendes cómo un baño de agua fría puede ayudar a quemar más calorías durante todo el día. En el próximo capítulo, hablaré de maximizar los beneficios de ese baño, moviéndose de un lado a otro. Pero antes, ¡es hora de tomar una bebida rápida!

Café. ¿Delicioso? ¿Asqueroso? ¿Sólo algo que toman los adultos? ¡Qué importa, sólo queremos quemar grasa! Y el café puede ayudar. Es la poción secreta más barata de la naturaleza. Si sabemos usarla *correctamente* y en el momento *correcto, realmente* ayuda.

El secreto es la **cafeína**. Sí, sólo eso. La cafeína activa el sistema nervioso central (al igual que los baños fríos), y el cerebro es el que controla la mayoría de tus movimiento y tu actividad eléctrica. Cuando tomamos café con el estómago vacío, le indica a nuestro organismo que queme la grasa mucho más rápido ¿Cómo?

La cafeína hace que las células grasas se abran y dejen salir su grasa hacia el torrente sanguíneo. Desde ahí, la grasa puede ser transportada a tus músculos. Una vez que llegue allí en forma líquida, los músculos la utilizan como combustible para funcionar. ¡Tú adelgazarás!

Si consumes cafeína y *no* utilizas esta grasa flotante adicional, tendrás problemas. Al no usarla, la grasa reaccionará eventualmente con el aire y formará «óxido» dentro de las arterias. Esto es algo que tu corazón definitivamente detesta.

Pero al combinar la cafeína con alguna actividad física, se

obtiene el efecto contrario. ¡Estarás vaciando bolsas de grasa y quemando esa basura! El efecto de la cafeína dura entre cinco y seis horas. Eso equivale a una tercera parte del tiempo que permaneces despierto.

Si la cafeína se consume temprano en la mañana, tendrá tiempo más que suficiente de perder su efecto estimulador del cerebro. Hay quienes la eliminan rápidamente de su organismo, otros la eliminan más lento. Siempre que no consumas café después de las cuatro de la tarde, no afectará para nada tu sueño.

Las mejores formas de consumir cafeína es a través de los líquidos. Estos son absorbidos por el organismo más rápidamente que los sólidos y con mayor rapidez que las píldoras. Esto es ideal, ya que tenemos más tiempo para beneficiarnos de lo que consumimos.

El lugar más confiable para encontrar cafeína es en una **taza de café.** También se encuentra en el té, aunque a menor concentración. Para obtener la cantidad adecuada tendrías que tomar muchas tazas y, en el proceso, ¡beberías más agua que un camello sediento!

Debido a que la cafeína es bien conocida por su efecto de mantenernos activos, es posible que ya estés pensando en formas de encontrarla en alguna otra cosa. Espera. Las bebidas que contienen cafeína y que aumentan tu energía, no son adecuadas para quemar grasa. ¿Por qué?

Bien, necesitas la cafeína pero no el azúcar ni los edulcorantes artificiales. Recuerda, si hay combustible en el tanque, tu cuerpo *no* quemará grasa corporal. Entonces, esto significa que ¡lo mejor y más seguro para ti es el café!

Sin azúcar ni leche. Cualquiera de estas dos cosas le avisaría a tu organismo que le está llegando alimento. Eso liberaría una hormona conocida como **insulina** cuyo trabajo consiste en tomar las «entregas de alimento» y enviarlas a la bodega (tus células grasas y tus células musculares).

Si está *llegando* comida, tu organismo sabe que no vale la pena dejar que el alimento (la grasa corporal) *salga*. Y se dice: «Llegan calorías, por lo tanto, ahorremos las que tenemos reservadas para una época de escasez». ¡Lógico, pero molesto!

Por lo tanto, sólo café negro. Los edulcorantes artificiales no tienen calorías, pero incluso su dulzura falsa convence a las papilas gustativas de que viene alimento en camino. Ellas se comunican con el cerebro, que activa la insulina y ¡todas tus células grasas toman una siesta! **Evita todos los edulcorantes.**

Tal vez el café negro no sea tu bebida favorita, y, además, su sabor te puede desagradar más si te lo tomas caliente. Tal vez debes preparar café mientras llenas la tina y dejar que se enfríe durante el tiempo que vas a estar chapoteando. Para cuando salgas, ¡es posible que hasta agradezcas el calor de esta bebida!

Si realmente no puedes soportar el saber del café, compra píldoras de cafeína. Tardan más tiempo en disolverse que el café líquido (las cápsulas obran más rápido que las tabletas), pero al menos sabrás con exactitud qué tanta cafeína estás tomando.

Una taza de café tiene aproximadamente 100 miligramos (mg) de cafeína, y hay que tener en cuenta que el café colado tiene un poco más de cafeína que el café instantáneo. Sólo para tu información, una taza de té contiene 40 mg y una lata de Cola tiene la misma cantidad, mientras que la bebida energética tiene, por lo general, unos 80 mg.

Una píldora de cafeína podría tener 200 mg. **Debes con-**

sumir hasta 200 mg de cafeína en la mañana. Si bebes más de esto, tendrías que ir muchas veces al baño y, además, tendrías temblores. Las dosis extremadamente altas pueden causarte problemas de sueño e incluso palpitaciones cardiacas irregulares (cosa que no es buena).

La combinación de no desayunar, darte un baño frío y tomar cafeína es un poderoso energizante. Cuando sigues estos métodos, combinados con la sección que viene a continuación, quemarás grasa mucho más aprisa de lo que lo hayas hecho nunca. Parece complicado pero realmente es fácil de lograr.

Aunque el café ha estado presente en la humanidad por años y años, no significa que no pueda ser un efectivo quemador de grasa. Todo tiene que ver con el *momento*. La mayoría usa el café como una droga. Lo toman pero no se mueven.

Mezclado con leche y azúcar o edulcorante, más una o tres donas, ¡se convierte en una droga inútil! El café tiene en realidad una personalidad de *Dr. Jekyll y Mr. Hyde*. Es por eso que no ha sido descubierto por quienes buscan la forma de perder grasa.

TEN EN CUENTA LO SIGUIENTE CUANDO SE TRATA DE ADELGAZAR...

ADM 6 La cafeína estimula tu sistema nervioso central.

ADM 5 Esto te hace quemar más grasa, como combustible.

ADM 4 Una taza de café es la forma más fácil de obtener cafeína.

ADM 3 La cafeína no funciona si se mezcla con calorías.

ADM 2 Si detestas el café negro, usa píldoras de cafeína.

ADM 1 Toma hasta 200 mg de cafeína en la mañana.

¡ADM! **¡La cafeína funciona, así que, a partir de mañana, comienza a consumir una cantidad adecuada!**

Movimiento en vez de ejercicio

¡El ejercicio es algo que está *muy* de moda en este tiempo! Para muchos, la palabra «ejercicio» tiene una mala imagen, y a veces, es fácil saber por qué. Hacemos ejercicio por primera vez cuando entramos al colegio, y por lo general tiende a ser serio, aburrido y, en ocasiones, ¡utilizado inclusive como castigo!

Olvídate de todo eso. Tu cuerpo tampoco se interesa por el «ejercicio». Lo que le gusta a tu cuerpo es mantenerse en movimiento. Los científicos que han hecho un seguimiento cuidadoso de las personas que son «naturalmente delgados» y sus hábitos de actividad física diarios, siempre lo han sabido.

Han podido observar que quienes se mueven más son, por lo general, los más delgados. Los que escasamente se mueven tienden a ser más gordos. Claro está que éste es sólo un elemento, pero es importante. Los científicos describen su descubrimiento como el «factor del movimiento constante».

Es evidente que esta frase extraña no fue aceptada por el gran público. Por lo tanto, durante los últimos veinte años, conscientes de que, a veces, la palabra «ejercicio» resultaba aterradora para algunos, los científicos optaron por una palabra aparentemente más aceptada: actividad.

¿Actividad? Puedes ver por qué a los científicos ¡les va mejor descubriendo que explicando! Es posiblemente peor que el término «ejercicio», dado que para la mayoría, no indica claramente qué debemos hacer. ¡Dejemos la palabra «actividad» para describir algo que se hace en el preescolar!

Quiero sugerir algo más y prometo que no empezará con una vocal. Esta palabra describe la verdad detrás de lo que han descubierto los científicos, y simplifica la única cosa importante que tenemos que recordar: **movimiento.**

Tal vez estés pensando: «¿Eso es todo?». ¡Sí! No te rías porque te parezca demasiado simple, porque en la simplicidad está su belleza. Al comercio le encanta vendernos cosas complicadas. Las cosas complicadas suenan a fórmulas mágicas. **Tu cuerpo no cree en supersticiones relacionadas con la dieta.**

Sí cree lo siguiente. Cada vez que le pides que mueva un músculo, así sea sólo un parpadeo, el cuerpo requiere energía. No te preocupes, no quiero sugerir que no dejes de parpadear mientras te esfuerzas por perder peso, ¡porque eso obtendría una reacción de ADM equivocada!

El movimiento requiere energía, y eso es, literalmente, lo único que tu cuerpo sabe. Esa energía puede venir de calorías contenidas en una nueva ración de alimento (por ejemplo, del refrigerador, del supermercado, de los restaurantes de comida rápida) o de las calorías de los alimentos antiguos (por ejemplo, la grasa acumulada en las caderas, en los glúteos, ¡*cualquier* grasa corporal!).

Si estás leyendo esto como un libro electrónico piensa en el dispositivo que utilizas. En ciertos momentos, se le agota la energía, entonces, le conectas un cable y lo recargas. El movimiento es nuestra forma de gastar las pilas (calorías) a propósito. Es parte de un proceso natural.

¿Dices que no? Está bien, recuerda la analogía del auto y el combustible. Dijimos que obtener combustible en la estación de gasolina era como comer. Y que nuestra sangre, nuestro hígado y nuestros músculos son como el tanque de combustible de un auto, que contienen la energía de cualquier alimento reciente.

Pero hay algo más. La grasa corporal acumulada es como un tanque de combustible de reserva oculto. Bien, ¡la grasa corporal rara vez está oculta! Y, en realidad, esta reserva de emergencia contiene más combustible que todo lo demás combinado. Cada libra de grasa corporal contiene 3.500 calorías.

¿Tres mil quinientas? 3-5-0-0. ¡Ya te dije que nuestro cuerpo no espera poder encontrar alimento fácilmente! ¡Ahora puedes darte cuenta de lo importante que es asegurarse de que este suministro de energía almacenada se utilice (es decir, el desayuno es para los flojos)!

Entonces ¿Cuál es la mejor forma de aprovechar este enorme suministro de reserva? ¡Hacer cualquier cosa que te haga mover! ¿Te parece una tontería lo que digo? ¡No! Justamente esta es una de las cuatro ideas básicas que quiero que tengas en cuenta. Te ayudarán a decidir qué tipo de movimiento es el mejor para ti:

1 – Moverse equivale a perder

Si tu cuerpo está en movimiento, está contento. Y no sabe dónde estás cuando te estás moviendo. Podrías estar corriendo en la calle o en un gimnasio, y tu cuerpo no notaría la diferencia. Sólo sabe lo importante, si te mueves o no.

Esta idea te ayudará a darte cuenta de que cuando no puedes realizar tu forma de movimiento favorita, no tienes por qué preocuparte. Ensaya algo diferente sólo por ese día. Lo único que le disgusta a tu cuerpo es que no hagas nada. Es así de sencillo.

2 – *Mueve más dedos de las manos y los pies, quema más calorías*

Y no quiero decir que *sólo* muevas los dedos de las manos y los pies, ¡aunque eso ayuda! Lo que quiero decir es que **mientras más músculos uses en cualquier momento, más calorías quemarás.** Esto es tan lógico que es realmente sorprendente que tantas personas hagan aparentemente lo contrario.

Por ejemplo, si haces abdominales, estarás utilizando una *pequeña cantidad de músculo.* Por lo tanto, sólo puedes quemar una *pequeña cantidad de energía.* Aunque hagas mil abdominales, aún estarás quemando cantidades mínimas de energía cada vez. La grasa que está sobre tus abdominales no cambiará.

Pero digamos que te sientas y te paras de un asiento. Eso utiliza *muchísimos* músculos. ¡Correcto, nuestro juego favorito de las *sillas musicales* quema muchas calorías! Por lo tanto, en cualquier momento, entre más músculos muevas más calorías podrás quemar.

Permíteme darte un ejemplo mejor que los juegos de las fiestas. En el ciclismo usas tus piernas, allí hay músculos grandes que queman una aceptable cantidad de calorías. Pero ¡caminar utiliza los brazos, los hombros, el estómago, el tórax, la espalda *y* las piernas! **Un mayor número de músculos en movimiento equivale a quemar más calorías.**

Tú tienes la capacidad de calcular qué movimientos serán mejores para ti. Es posible que también te des cuenta de que usar tus brazos para soportarte en una banda sinfín significa quemar menos de las calorías que podrías estar quemando. Es decir, entre más movido sea el baile, ¡más alto será el número de calorías que quemes!

3 – Más rápido no equivale a mejor

Desde el punto de vista técnico, si mueves tus músculos más veces por minuto, estarás quemando más calorías por minuto. Y los movimientos más rápidos incrementan la quema de calorías después del ejercicio.

Pero los movimientos más rápidos también le exigen un mayor esfuerzo a tu corazón, a tus pulmones y a tus músculos. Para moverse rápido, tu cuerpo necesita recibir mucho oxígeno y absorberlo rápidamente. Tu corazón se acelera, tu respiración se hace mucho más rápida y tus músculos podrán empezar a protestar.

Para que tu organismo reciba una gran cantidad de oxígeno necesitas estar en buen estado físico. Entre mejor sea tu estado físico, más podrá soportar tu cuerpo estos movimientos a alta velocidad. Pero la pregunta realmente importante es: ¿Tienes que estar en buen estado físico para quemar calorías? No.

Por ejemplo, ya sea que corras, camines o gatees una milla, quemarás la misma cantidad de calorías. ¡Volvemos a la analogía del auto! Visualiza dos banderas a una milla de distancia una de otra. Para conducir desde una bandera hasta la otra se requiere siempre la misma cantidad de combustible.

La única diferencia leve es que si conduces rápido (si mueves tu cuerpo en forma rápida), te calientas un poco más, y este pequeño exceso de calor significa que quemarás una pequeña cantidad adicional de gasolina (calorías) más tarde.

Aunque la diferencia es realmente mínima en términos del total de calorías quemadas.

Moverte rápido mejora tu estado físico, pero aquí nos preocupa la *grasa*. Si te mueves rápido, tal vez quemes menos calorías en términos generales que si te mueves más despacio y lo haces por más tiempo.

Moverse a una velocidad normal, sobre todo si es la primera vez que practicas algún ejercicio físico, también te ayudará a sentirte menos cansado *después*. Para algunos, si la intensidad es demasiado alta, podrías quedar agotado y serías prácticamente incapaz de moverte. ¡Eso es peor que no hacer nada!

A medida que pierdes grasa, tu estado físico comenzará a mejorar. Con el tiempo podrás hacer las cosas más rápido. Cuando puedes mover muchos músculos rápido y por largo tiempo, gastarás enormes cantidades de energía. Hasta que eso ocurra, ¡tómate una píldora contra el frío y *sal de paseo*!

4 – Haz lo que te haga sentir bien

Esto es lo *más* importante. Es posible que hagas todo lo demás, pero si la forma como te mueves no es lo que te agrada, ¡no lo harás en absoluto! Por lo tanto, busca aquello que te entusiasme (o, si realmente detestas moverte ¡encuentra lo que te deprima menos!).

Hay quienes se adaptan más fácil a las formas de movimiento divertidas. Como el baile. Otros prefieren poder ver el progreso, y utilizan máquinas o aparatos electrónicos que les muestran qué tal lo están haciendo. **Lo único importante es saber que una determinada forma de movimiento es la adecuada *para ti*.**

Es posible que tu cuerpo se adapte mejor a un determinado tipo de movimiento. Por ejemplo, quienes tienen problemas en los pies, prefieren utilizar una máquina de entrenamiento para excursión a campo traviesa y quienes se acaloran tal vez sólo disfruten de la natación. Practica el movimiento más adecuado para ti.

Movimientos que utilizan muchos músculos

Caminar o correr
Bailar (¡especialmente los bailes alocados!)
La máquina de remar
La máquina de entrenamiento de caminata a campo
  traviesa
Un DVD de ejercicios (¡sólo si contiene movimiento!)

Movimientos que utilizan algunos músculos

Ciclismo
Máquina de escalones
Bicicleta estática para practicar sentados

Movimientos que utilizan pocos músculos

Saltar lazo
Brincar en el trampolín
Hacer abdominales o isométricos

Entonces, te levantaste, tomaste un baño frío, una taza de café y dejaste el desayuno en la alacena. ¡Ahora debes moverte! Pero ¿cuánto movimiento necesitas? Bien, una considerable cantidad durante las 6 semanas, pero tal vez no tanto como pensabas que podría ser.

El Primer Período de Movimiento, llamémoslo **PPM 1,** debe estar realmente diseñado para aprovechar la mañana. Esto significa elegir el tipo de movimiento más efectivo para ti, y hacerlo por la mayor cantidad de tiempo que resulte práctico.

El tiempo mínimo para el período PPM 1 es de 30 minutos. Aunque cada minuto dedicado a moverte en la mañana te ayudará a quemar grasa, menos de 30 minutos realmente equivaldría a perder una oportunidad valiosa. Y 30 minutos deja el cuerpo bien preparado para lo que viene después.

OLA – PPM 1 **30 minutos**
RÁFAGA – PPM 1 **45 minutos**
TERREMOTO – PPM 1 **45 minutos** (igual que la
   RÁFAGA ¡no es un error de digitación!)

Algunos se preguntarán si se puede ejercitar por más tiempo. Los tiempos parecen ser muy buenos, pero no los he puesto así simplemente para que se vean bien. ¡Están diseñados para embellecerte! Y son períodos diseñados con otras partes del plan en mente.

Sin embargo, si quieres ejercitarte más, hazlo. **No dediques más de 60 minutos al PPM 1.** Podría ser difícil programarlo y podría hacerte sentir mal y aburrida. También podría afectar el equilibrio del resto del plan previsto para ti.

Pasar de 60 minutos parece causar problemas. Mientras más ejercicio hagamos, el subconsciente nos hace esforzarnos menos. Tu mente, que se preocupó mucho por ti, ¡intenta literalmente proteger tu cuerpo de ese esfuerzo!

De ser posible, practica tus sesiones de movimiento a la intemperie, durante el día. La luz natural, en especial la de la mañana, entre las ocho y las nueve, reajusta tu reloj interno y aumenta la producción de vitamina D. ¡La luz puede inclusive incrementar las hormonas de la felicidad!

Y la siguiente es una nota para quienes sienten muchísima hambre en la mañana. Si te despiertas *desesperado* por consumir alimento y piensas, «No *hay forma* de que pueda dejar el desayuno», piénsalo de nuevo.

Tan pronto como empiezas a moverte, tu cuerpo comienza a centrarse en eso y sentirás menos hambre. Pruébalo.

Un consejo muy importante para después del PPM 1

Una vez que hayas completado tu período de movimiento en la mañana, lo que hagas a continuación es muy importante. **Tienes que esperar 3 horas antes de comer algo.** Naturalmente, puedes beber agua, pero no más. Ninguna bebida energética, ni refrigerios, ni barras de nada, ni batidos y, obviamente ¡nada de desayuno!

Cuando obligas a tu cuerpo a moverse, el resultado es que se producen muchos cambios químicos. **Seguirás quemando grasa corporal hasta cuando comas algo. ¡Y esto** no quiere decir que nunca más volverás a comer! Eso terminaría en desastre. En la próxima sección esto te parecerá más lógico.

Sólo recuerda que tan pronto como comas, tu cuerpo lo *detecta*. Dejará de quemar grasa corporal de inmediato y comenzará a quemar lo que sea que estés comiendo. Eventualmente vas a comer, pero ¿por qué no aprovechar y quemar el máximo de grasa corporal?

¿Qué pasa los fines de semana?

Si tu cuerpo hubiera escuchado esa pregunta te diría: «¿Qué pasa los fines de semana?». Si *no* aprecias que alguien cante porque es *viernes,* ¡no puedes esperar que tu cuerpo lo haga! Los humanos *inventaron* el período de lunes a viernes para que nuestras vidas tengan más orden. ¡Y también inventamos los fines de semana!

Entonces, ¿esto qué significa? Significa que si una técnica funciona nada nos impide aplicarla todos los días, incluyendo *los fines de semana.* **Aquí es donde muchos de los planes fallan.** Sugieren «días de descanso». Suena muy bien en teoría. ¡Pero no te bases en las teorías!

Yo podría suponer que tu mente necesita esos días de descanso. Pero no lo haré. **Durante estas 6 semanas, no hay días de descanso.** Si te enfermas, descansa. Pero si estás bien, ¡tu única razón para no continuar con el programa se debe a las letras del alfabeto!

De hecho, muchos de los beneficios de este libro funcionan durante las 24 horas. No es casualidad. El sueño tiende a volver a graduar todo. Y esto no quiere decir que estés comprometido con un plan de por vida, sino con un plan que dura un corto período de tiempo. Tienes que hacer los cambios adecuados.

Usa cada una de las técnicas de este libro todos los días. Habrá momentos en los que algunas *cosas* se interponen con los planes, y eso está bien. Siempre que admitas que te estás deteniendo por razones de la vida y no porque tú pienses: «¡Oye, los sábados no cuentan!».

Además, ¡no pienses que el PPM 1 es hijo único! Tiene un hermano y una hermana que comparten el mismo nombre, ¡PPM 2 y PPM 3! Son un hermano y una hermana menores, en comparación, pero son importantes y necesitan una habitación (capítulo) aparte. Hasta entonces.

TEN EN CUENTA LO SIGUIENTE CUANDO SE TRATA DE ADELGAZAR...

ADM 6 A tu cuerpo sólo le importa el movimiento.

ADM 5 Muévete durante 30 a 60 minutos en la mañana.

ADM 4 Busca movimientos en el que participen muchos músculos.

ADM 3 Asegúrate de que sea algo que realmente disfrutes.

ADM 2 Haz movimientos todos los días a menos que estés enfermo.

ADM 1 No necesitas llegar a tener buen estado físico para perder grasa.

¡ADM! ¡Después de la primera sesión de movimiento espera 3 horas antes de comer!

Ten en cuenta los intervalos

«Hay que comer con frecuencia» es una frase que los expertos suelen repetir. Tal vez al elegir la palabra «frecuencia», pretenden que su recomendación tenga un tono científico. Desafortunadamente, ¡hay quienes interpretan «comer con frecuencia» como «comer más»!

Esto es exactamente lo que hacen muchos. Se nos ha llevado a creer que cada vez que comemos, activamos nuestro metabolismo y nuestras posibilidades de adelgazar. Estas son ilusiones muy vanas y no son correctas.

Todo se basa *en una teoría*. Cuando comemos, parte de las calorías de una comida se queman en el proceso mismo de la digestión. Por consiguiente, en teoría, al comer varias comidas pequeñas *con más frecuencia,* se pierden calorías adicionales, debido a que se digiere *con más frecuencia.*

Algunos científicos se han vuelto muy creativos y utilizan las palabras «pastar» y «atiborrarse». Nos alienta el «pastar» durante el día, tal vez como una vaca que arranca inocentemente el pasto en un potrero soleado. Oiga, señor científico ¡no somos vacas!

Y nos advierten del peligro de «atiborrarse». No comas demasiado en una sola comida ¡porque esto equivaldrá a comportarte como una cerdita desobediente! Una persuasión muy poco sutil. Entonces, ¿tienen razón? ¿«atiborrarse» significa que eres un acaparador y no tienes modales?

Para nada. En primer lugar, las vacas no pueden convertirse en cerdos por un tiempo ¡y los cerdos generalmente tienen mala reputación como quiera que sea! En realidad, esta mentalidad tan común de pastar y atiborrarse no es la forma en la que la mayoría sigue el consejo de «comer con más frecuencia».

Digamos que normalmente consumimos 3.000 calorías por día, en 3 comidas de 1.000 calorías cada una. Entonces, nos dicen que comamos pequeñas cantidades con mayor frecuencia. Si eres como la mayoría, normalmente no dividirás tus comidas en 6 porciones exactas de 500 calorías cada una.

Cualquier cambio en los hábitos alimenticios es difícil, pero reducir las calorías de 1.000 a 500 por comida y mantenerse en ese margen es muy poco probable. Muchos tienden a reducir sus calorías en cada comida en una cantidad mucho menor.

Tal vez reduzcas las calorías de 1.000 a 750 por comida, pero debido a que ahora son 6 comidas ¡estarás consumiendo 4.500 calorías en total! **Esto equivale a un aumento de 50% en lo que habrías consumido antes de prestar atención a la teoría de «comer con frecuencia».**

Es cierto que *algunas* de las calorías de una comida se queman durante la digestión. Pero la cantidad que se quema no es nunca la suficiente ¡como para recomendar que «pastemos»! La ciencia suele dejarse llevar por la teoría y sus conejillos de indias son el público en general.

Todos nos beneficiaríamos de consumir mejores alimentos, en pequeñas cantidades y con *menos* frecuencia. Me doy cuenta de que la idea de comer tres comidas diarias parece anticuada. ¿Sabes una cosa? Ser gordo ¡es un problema inventado por la postmodernidad!

Los científicos que recomiendan este plan de comer con frecuencia olvidaron que hay que considerar un panorama más amplio. Nuestra genética. Y me refiero a la razón por la cual tenemos reservas de grasa corporal en primer lugar. Presten atención quienes usan bata blanca ¡es hora de volver a clase!

En la época anterior a la pizza que se puede pedir en línea y a los congeladores que mantienen el helado frío en el verano, teníamos que buscar nuestro alimento donde lo hubiera. Hablo de nuestros primos hermanos, en este caso, hombres y mujeres cavernícolas (y también mascotas).

Nunca sabían dónde encontrarían alimento, lo que pienso que todos estaríamos de acuerdo en decir que produce mucho miedo. Y, evidentemente, nadie tiene la suficiente destreza como para cazar un animal o encontrar vegetación deliciosa. Por lo tanto, la Madre Naturaleza nos dio grasa corporal.

Espera, antes de insultar a la Madre Naturaleza, piénsalo bien. Caminar por ahí durante horas buscando alimento *requiere* energía. Y ¿dónde podríamos encontrarla si lo que estamos buscando en primer lugar es precisamente eso? ¡En la grasa corporal! Es la idea de equilibrio que tiene la naturaleza.

Se podría pensar en la grasa corporal en este sentido antiguo, como un morral adicional de alimento que llevamos para grandes misiones. Recuerda que cada libra de grasa corporal contiene 3.500 calorías almacenadas. Es energía de reserva, ¡pero no se supone que deba permanecer reservada para siempre!

La razón de la grasa corporal es brindarnos energía cuando no estemos consumiendo ninguna. Esto sólo puede ocurrir en los intervalos entre comidas. Mientras mayor sea la frecuencia con la que comemos, más cortos serán estos intervalos.

El mayor intervalo es desde tu última comida de la noche hasta la primera comida, unas pocas horas después de haber hecho tu PPM 1. Esto podría representar hasta 16 horas, durante ese tiempo se quema grasa constantemente. Esto le *encanta* a tu cuerpo.

Las comidas hacen que dejes de sentir hambre

A primera vista, este título parece obvio. Si tienes hambre y comes algo, desaparece tu apetito. Es evidente que, durante años, tanto los científicos como cualquier otra persona que coma realmente olvidaron investigar más profundamente qué es lo que ocurre.

No esperes más. Cuando comes, tu cuerpo se da cuenta de que está recibiendo alimento y libera una sustancia química conocida como **leptina** (el término griego para *delgado*). La leptina le indica a nuestro cerebro que ya hemos comido suficiente. Nos dice: «¡PARA!».

¿Lo entendiste? Asegurémonos de que así sea… ¡con otra analogía con el auto! **La leptina es como el medidor de combustible.** Cuando llenamos el tanque (cuando empezamos a comer) la leptina lo detecta. Cuando ya tenemos suficiente combustible (alimento) nos dice: «Ya puedes retirar la manguera del tanque», y dejamos de comer.

Esta es la razón por la cual es malo comer de prisa. Nuestro medidor de combustible requiere 20 minutos para evaluar qué tanto combustible hemos recibido. A veces nos devoramos la comida tan rápido que para cuando el organismo determina lo que está ocurriendo, ¡ya hemos consumido todo un banquete!

Volvemos al tema. **Las comidas aumentan la leptina mejor que los refrigerios, y calman el apetito por más tiempo.** Hay otras cosas que también disminuyen el apetito y hablaré de ellas en su propia sección. Por ahora, es importante entender que es mejor consumir una comida completa.

Aun hay más. **Una investigación reciente demuestra que la leptina no sólo le indica al apetito cuándo calmarse, sino que le indica al metabolismo que entre en acción.** Es lógico. Una vez que la leptina detecta que ya tienes combustible suficiente, le indica al organismo que comience a utilizarlo.

Es indispensable controlar el apetito. Los alimentos representan el factor principal que afecta nuestro peso, y el apetito es el factor principal que afecta nuestra elección de alimentos. ¡Controlar el apetito no significa matarse de hambre! Sólo tenemos que hacerlo en forma correcta.

Si te cuesta trabajo controlar tu apetito, la principal razón es que comes con demasiada frecuencia. Deja de hacerlo a partir de hoy. ¡No lo hagas más! **Comer menos suele ser la primera forma de entrenar tu apetito.** Pronto te darás cuenta de que son muy pocas las personas que comen tres veces al día.

Lo ideal son tres comidas diarias. Es más que suficiente para consumir una dieta variada, los intervalos entre una y otra comida son suficientemente largos para permitirnos quemar grasa corporal entre una comida y otra y, además, es una buena práctica social. Comer en familia, o en grupo, no contentarse con refrigerios, es uno de los mayores placeres de la vida.

A propósito, no te dejes engañar por este término. Sé que algunos de nosotros nos sentimos mal cuando vemos o escuchamos el término «comida». Podría significar verse obligado a sentarse a la mesa, comer cosas que nos disgustan, ¡o es eso que *siempre* nos interrumpe nuestras llamadas telefónicas importantes!

Al igual que con el «ejercicio», tu cuerpo no entiende la palabra «comida», por lo que no tienes de qué preocuparte. Cuando veas la palabra «comida» significa sólo eso, comer (o beber) algo para tu organismo. Dale el nombre que quieras, ¡sólo recuerda consumirla tres veces al día!

Si para ti este concepto de comer sólo tres veces al día es nuevo, ¡prepárate para una discusión con tu cerebro y tu estómago! **La mayoría de nosotros come 10 o más veces al día.** ¿Crees que exagero? Fíjate con cuánta frecuencia entran calorías por tu boca.

Para ayudar a habituarte a este nuevo patrón de atiborramiento (¡en donde la debilidad te hace una persona atractiva!), por unos días, olvídate de lo que *incluyan* esas comidas, sólo acostúmbrate a comerlas. **Acostúmbrate a tener mayores intervalos entre las comidas.**

En términos de espaciar las comidas, la forma más obvia es dividirlas en porciones iguales, aunque esto no es práctico en la vida diaria. Debes ser flexible y adaptarte a las circunstancias. Lo más probable es que tu primera comida sea alrededor de la hora de almuerzo. ¡Al fin ha llegado el momento del des-ayuno!

El horario de las otras dos comidas depende de ti. **Sugiero que tu última comida sea unas dos horas antes de la hora en la que esperas dormirte.** Al comienzo, esto puede ser difícil, ¡sobre todo si estás acostumbrado a cenar justo antes de acostarte!

Si eres así, ve aumentando *gradualmente* el tiempo entre tu última comida y el momento en que te duermas. Puede tomarte aproximadamente una semana, pero es importante. No conviene que te vayas a dormir con hambre porque es posible que te despiertes con deseos de comer algo. Eso no es bueno.

Pero tampoco te conviene irte a dormir con el estómago lleno. Toma tiempo digerir una comida, aunque no me preocupa la digestión de los alimentos en sí. Los alimentos no digeridos causan molestias, pero eventualmente se digieren. Evitar estar lleno es esencial por otra razón.

En las primeras horas de sueño, tu cuerpo libera hormona de crecimiento. Esta sustancia química natural es súper potente. Incrementa la liberación de otras sustancias químicas que hacen que tu piel sea suave y firme, reduce la grasa corporal y tonifica los músculos, ¡todo esto mientras sueñas!

La investigación ha descubierto que **este incremento de hormona de crecimiento se produce únicamente si tu nivel de azúcar en la sangre es bajo.** Significa, por lo tanto, que sólo puede aparecer cuando no tienes demasiados alimentos en tu organismo. Debes hacer planes para esa brecha de 2 horas.

Ahora ya entiendes que no existe el llamado refrigerio sano. Todo eso que has oído acerca de «refrigerios sanos» (por ejemplo, fruta seca, nueces, barras, yogures y frutas, *lo que sea*) *nada de eso* es saludable entre comidas. **¡Olvídate de los refrigerios, enamórate del intervalo!**

TEN EN CUENTA LO SIGUIENTE CUANDO SE TRATA DE ADELGAZAR...

ADM 6 Comer con frecuencia nos hace comer más de todo.

ADM 5 Sólo quemamos grasa durante los intervalos largos entre comidas.

ADM 4 Si comes con frecuencia no quemarás grasa con frecuencia.

ADM 3 El intervalo de la noche es largo, por lo que debes utilizarlo bien.

ADM 2 Las comidas aumentan el nivel de leptina y eso controla el apetito.

ADM 1 No existen los llamados refrigerios saludables.

¡ADM! ¡Comienza a acostumbrarte a tres comidas espaciadas por día!

El apetito para el éxito

Como lo hemos visto, el combo de dejar el desayuno, darse un baño en agua fría, tomar café, moverse y establecer intervalos entre las comidas tiene lógica. También sabemos que las comidas en sí mismas son la forma de lograrlo, pero la pregunta es: ¿Qué debemos incluir en ellas?

Este libro tiene que ver con lograr que tengas una excelente apariencia y lo que más arruina tus posibilidades de lograrlo es un apetito que siempre te gana la batalla. Elegir lo que vas a comer parece convertirse en algo más confuso entre más leemos, pero hay ciertas cosas que siempre dan resultado.

Una de las cosas básicas sobre las cuales debes tener conocimiento son las **proteínas.** Su nombre viene del griego y significa *de primordial importancia*. Realmente le eligieron un buen nombre, la proteína controla tu apetito, y mucho más.

La proteína – (aparentemente) algo para niños

Pregunta a cualquiera qué es la proteína y te responderán «carne». Eso es todo, ¡ahí se define la proteína! En un buen día, alguien podría ser un poquito más osado y podría responder «pollo», «pimentones» o «bistec». Esas descripciones son justas en cuanto a *dónde* encontrarás proteína.

Pero ¿qué es? Todo lo que existe en el universo está hecho

de átomos, las cosas más pequeñas que se han encontrado. Se unen algunos átomos y conforman un elemento. Se combinan unos pocos de esos elementos y tenemos un **aminoácido**. ¡Un tema aburrido con el que ya casi terminamos!

Piensa en los aminoácidos como piedras preciosas. Ensarta algunas de estas piedras en un hilo, y tendrás un collar. Eso, mi amigo, es la proteína, un collar. No para que una niña luzca tan bella como puede ser, creo que en eso estarás de acuerdo, ¡necesita muchos collares!

Lo mismo sucede con el cuerpo humano. Nuestra piel, el pelo, las uñas, los órganos, las hormonas, hasta nuestros *pensamientos* están compuestos de muchísimos collares que se reúnen en un área. Si nos sacan el agua, nuestro cuerpo está compuesto en cerca de un 50% de collares. ¡Quiero decir 50% de proteína!

Para mantener nuestra colección activa, necesitamos muchísimas piedras preciosas para ensartar. Los humanos no las pueden hacer, por lo que tenemos que encontrarlas. ¿Dónde? Bueno, ¡naturalmente en un centro comercial! Encontramos las joyas y los collares ya ensartados en los alimentos. Y, al igual que en los almacenes del centro comercial, algunos son mejores que otros.

Para fabricar cualquier cosa humana, necesitamos ocho tipos de piedras preciosas. Imaginémoslas tal vez como los colores del arcoíris, más otro más. Si comes suficiente de estas ocho súper piedras preciosas (¡ten cuidado de *no comerte* las cuentas que adornan la ropa de cama!), estarás manteniendo contento al menos la mitad de tu cuerpo.

Estas ocho piedras preciosas se denominan aminoácidos esenciales. Son esenciales porque, sin ellas, eventualmente moriríamos. Como ya lo dije, ¡una joven necesita collares! Debido a que tanta proporción de lo que somos está compuesta de proteína, tenemos que mantener las existencias al máximo.

Los animales, al igual que nosotros, están hechos de cuentas para collares. Si nos los comemos, estaremos robando (comiendo) su suministro de collares. Solíamos decir que la carne era nuestra única fuente de proteína. Ahora sabemos que eso no es del todo cierto.

La naturaleza sabe que algunos de nosotros somos muy malos cazadores, o no nos gusta la cacería en absoluto (por ejemplo, en el caso de los vegetarianos). Entonces, hasta los alimentos que no son de origen animal contienen proteínas. Los fríjoles, las nueces e inclusive algunos vegetales contienen un poco de proteína, pero debes intentar consumir una buena variedad de estos alimentos.

Así que, sabemos que **la mitad de nuestro cuerpo está hecho de proteínas.** En los últimos tiempos, la ciencia ha descubierto que la proteína tiene otras cualidades útiles y una de ellas es súper importante. **La proteína nos ayuda a controlar el apetito.** Y esto es totalmente lógico.

La mitad de nuestro cuerpo se está descomponiendo *en forma constante.* Arráncate un pelo de la cabeza, siéntate, párate, retira incluso algunas células de piel al ponerte tus jeans, y estarás perdiendo proteína. La pérdida de proteína es parte de la vida y no se detiene nunca. Tenemos que intentar reemplazarla.

Y debido a que no podemos hacer magia, tendremos que comer algo de proteína. Tu cuerpo es muy consciente de este hecho. Aunque los científicos no saben por qué, **estoy seguro de que el organismo busca proteína, así como la leptina busca calorías.**

Sabemos, a ciencia cierta, **que si consumes la proteína suficiente, el cuerpo reduce rápidamente el apetito y lo**

mantiene bajo durante horas. Este efecto de las proteínas es mejor que el de cualquier otro nutriente, incluyendo la fibra, que se sabe produce ese efecto.

Lo más importante de cualquier comida es asegurarse de que contenga proteína. Si en tu comida no hay proteína suficiente sentirás más hambre de la que debes sentir y comerás en exceso. También ignoras lo que se requiere para mejorar la apariencia de tu pelo, de tu piel y de tus uñas.

Al seleccionar un alimento que contenga proteína, el objetivo es buscar algo que sea en su mayoría proteína. No es probable que se pueda conseguir algo que sea pura proteína, pero *eso* es lo que deben procurar. Debes procurar consumir algo que sea *en su mayoría proteína*. No cuentes nunca las calorías ni la grasa en tu fuente de proteína. ¡Sólo consume proteína!

La fuente de la salsa

Ten cuidado de no cubrir tu fuente de proteína de salsa. El líquido puede cambiar, en segundos, una elección de proteína absolutamente sana en algo sorprendentemente malo. Así es como los negocios de comida rápida arruinan productos excelentes ¡y dañan tu figura!

Para darte una idea de lo que quiero decir, considera lo siguiente. Una presa de pollo, preparada casi en cualquier forma, será, principalmente proteína. Y para nuestros propósitos, eso es excelente. Pero si le agregas una salsa, y con esto me refiero a casi cualquier salsa, la habrás cambiado por completo.

Ahora, ese plato probablemente tiene una tercera parte de sus calorías en forma de carbohidratos. ¡Y eso es antes de que le hayas agregado carbohidratos oficialmente! Te sorprendería saber lo que contiene la mayoría de las salsas. Dime, ¿pondrías una bebida gaseosa sobre el pollo? ¡Estas salsas son aún peor!

Aún los aderezos tradicionales, como miga de pan, tienden a no ser ya tradicionales. He visto al menos una marca de miga de pan ¡que no contiene pan en absoluto! No quiero decir que el pan sea algo bueno, pero ¡vamos!

No me refiero a cosas naturales como la piel del pollo. Me refiero a las cosas hechas por el hombre. Prefiere los condimentos simples como pimienta negra, aceite de oliva y vinagre balsámico.

La salsa para carne, la mayonesa y la salsa de tomate ¡arruinan en un segundo los alimentos que son «más que todo proteína»! Hasta los restaurantes de comidas rápidas tienen alimentos buenos que arruinan de inmediato al agregarles salsas. Pero si los ordenas sin salsa, o agregas tus propias salsas, esta comida suele ser excelente. Sí, inclusive la de McDonald's.

Buena proteína para no vegetarianos

Todas las carnes, incluyendo el pollo, el pavo, la carne de res y el cordero; el pescado, incluyendo bacalao, atún, eglefino, salmón; y los huevos (tibios, revueltos, en tortilla).

Buenas proteínas para vegetarianos

El yogurt natural (no el bajo en grasa), el tofu (soya), el *Quorn* (sólo en algunos productos), los garbanzos, las lentejas, el maní, las almendras, la mayoría de las semillas y la proteína del suero (que se consigue en polvo en las tiendas naturistas).

Alimentarse de polvos

Para algunas personas, ya sea aquellas que viajan constantemente o los vegetarianos que a veces no encuentran mucho de dónde escoger, la proteína en polvo suele ser un milagro en una caja (o una bolsa). Si utilizas cualquiera de éstas, prepárate para encontrar algunos opositores. Hay quienes dicen que «no son verdadera comida».

Están totalmente equivocados. En el caso de la proteína del suero de leche, es eso, leche. Luego se pasa por un filtro. Lo que queda es proteína prácticamente pura que es asimilada por los humanos mejor que cualquier otro tipo de proteína.

Este polvo en particular es tan útil que se utiliza inclusive en los hospitales. Por ejemplo, en pacientes quemados, que han perdido gran parte de su propia proteína (por ejemplo, su piel), el suero acelera la recuperación. Es adecuado para muchos, incluyendo los que no pueden digerir la leche.

Claro está que tal vez no contenga el hierro que contiene la carne, ni las grasas especiales que contiene el pescado, pero ni la carne ni el pescado tienen algunos de los nutrientes que se encuentran en el suero. Además, la mayoría de los nutrientes de los vegetarianos vendrá de los vegetales y otros de las frutas.

Hay otros polvos, como la proteína de soya en polvo e incluso uno hecho de arvejas. Estos no se asimilan tan bien como la proteína del suero, pero siguen siendo alimentos de verdad. **Ignora a quienes se apresuran a hacer juicios sobre el uso de suplementos en polvo.**

Si vas a usar uno de estos polvos, no te compliques la vida y cómpralo sólo por el contenido de proteína. No te dejes llevar por las tendencias. Compra un producto de una compañía de larga trayectoria y asegúrate de que cumpla con todos los puntos de la siguiente lista de comprobación.

— 70 gramos o más de proteína por 100 gramos (3,5 onzas) de polvo seco
— 10 gramos o menos de carbohidratos por 100 gramos (3,5 onzas) de polvo seco
— No contiene *Aspartame* ni *Acesulfame K*

¿Qué tanta proteína?

La respuesta técnica no es ni interesante ¡ni fácil de recordar! A muchos no les gusta leer las tablas de contenido de los alimentos y cuando encuentran algún alimento que no tenga esta tabla, quedan igualmente desorientados. Entonces, ha llegado la hora de convertirnos en personas absolutamente no técnicas y totalmente prácticas.

Medio tiempo

Espero que, para ahora, ya seas experto en qué incluir en tus comidas y, de ser así, al menos parte del tiempo estarás utilizando un plato. Si no lo haces ¡tendrás que imaginártelo! Ahora quiero que dividas mentalmente ese plato en dos. Es fácil.

En una mitad incluyes tu proteína. «¡¿En una mitad?», me gritarás! Sí, en una mitad. Como ya lo he dicho, es fácil dividir así un plato, y si es fácil, te habituarás a hacerlo. Además, una pequeña coincidencia es que ¡tanto tú como tu plato son mitad proteína!

Tal vez pienses que esto significa que estás en una dieta que se compone en un 50% de proteína. No es así. Los alimentos que contienen proteína no son todos proteína, de manera que, aunque la mitad de tu plato contenga proteína, no será una dieta con 50% de proteína. Otros invasores del plato estarán cambiando este porcentaje entre 20 y 40%. De cualquier forma, olvídate de las cifras.

Lo principal es que **llenes un lado de tu plato con proteína en *cada* comida.** Si a veces tu fuente de proteína es un líquido, y no estás seguro de a cuánto equivale, usa hasta una taza grande de ese líquido (12 onzas o 350 ml, o aproximadamente 20 gramos de proteína).

¡No tienes que llenar el plato hasta que las proteínas salgan por los lados! Otra cosa más: asegúrate de que la mitad que corresponde a la proteína no sea invadida por otros alimentos. Recuerda la antigua definición griega de lo que significa *de primordial importancia*. En un momento hablaremos de lo que va en la otra mitad del plato.

Ten en cuenta de que esta mitad del plato correspondiente a la proteína puede ser difícil, en primer lugar. Sigue esta regla fielmente. Tu primera comida es especialmente importante. ¿Por qué? **El movimiento puede incrementar tu apetito, por lo que tu primera comida es tu primer bloqueo en el camino contra el apetito.** Consume proteína.

Proteína: la protagonista realmente activa

La proteína aumenta la producción de calor en el organismo. Es difícil para el organismo procesarla, y se requieren unas cuantas calorías más para lograrlo. El efecto es pequeño, similar al de comer porciones pequeñas varias veces al día pero es más de lo que se obtiene de los carbohidratos o las grasas y, de todas formas, necesitas proteína.

La mayoría ha estado consumiendo dietas extremadamente bajas en proteína por mucho tiempo. La proteína es el tipo de caloría más costosa para las empresas productoras de alimentos, por lo tanto, la mayoría de nuestra comida se compone de carbohidratos y algo de grasa. **Cuando empieces a aumentar tu proteína, sentirás menos frío.**

La proteína es la protagonista realmente activa de todos los tipos de alimentos, hace simplemente lo que tiene que hacer. De hecho, es la perfecta compañera de la dieta. Te da calor, hace que tu piel, tu pelo y tus uñas se vean hermosos. E incluso te impide buscar otros alimentos atractivos (¡disminuye tu apetito!).

TEN EN CUENTA LO SIGUIENTE CUANDO SE TRATA DE ADELGAZAR...

ADM 6 La mitad de tu cuerpo es proteína y se descompone constantemente.

ADM 5 Tú no puedes producir proteína por lo que la tienes que comer a diario.

ADM 4 La proteína de dieta ayuda a controlar tu apetito.

ADM 3 La proteína en la dieta hará que tu pelo, tu piel y tus uñas sean hermosos.

ADM 2 Busca proteínas que no contengan muchos carbohidratos.

ADM 1 Consume proteína en todas tus comidas.

¡ADM! ¡Come proteínas que te gusten y llena con ellas la mitad de tu plato!

La segunda mitad

Correcto, ya tienes una idea sobre lo que va en la mitad de tu plato ¡debes llenarlo con alguna proteína! El otro lado de tu plato es una mitad compleja. La mayoría de los buenos científicos no pueden negar las realidades de la proteína. Pero casi todo el mundo tiene una opinión acerca de lo demás.

¿Por qué hay tantos desacuerdos? ¿Será porque algunos intentan promover ciertas dietas y ciertos productos dietéticos? ¿Podría ser porque cada grupo realmente cree que su forma de hacerlo es la mejor? O ¿estamos confundidos por la ciencia en constante cambio?

Es una mezcla de estos tres factores. Por lo tanto, ¿qué puede hacer un joven ante esto? Bien, no me interesan las opiniones anticuadas ni pretendo promover ningún producto especial. Además, no me confunde la ciencia. Me interesan los hechos, y sólo los hechos que dan resultado.

Los carbohidratos

Los **carbohidratos** dominan totalmente nuestros mercados, nuestros refrigeradores, nuestros pensamientos ¡y muchísimos de nuestros traseros!

Hay muchos tipos de carbohidratos. Podría describirlos todos (¡deja de suspirar!) pero no lo haré (¡deja de gritar de alegría!). Voy a robarme las cosas útiles de la ciencia. ¡Los carbohidratos pueden contener uno o dos componentes unidos, muchos componentes unidos y muchísimos componentes unidos!

¿Qué son esos elementos? **Azúcares.** La mayor parte de los carbohidratos que comemos se componen de uno o dos azúcares unidos. El azúcar no es solamente eso blanco que le ponemos al café. En realidad ¡nosotros no ponemos azúcar en el café!

Está bien, ya es hora de que lo oigas. **Los humanos no necesitan carbohidratos.** Esto significa cero, como sinónimo de ninguno. ¡Nada! Si dejaras de consumir carbohidratos en este preciso momento, no morirías. De hecho vivirías una larga y saludable vida como persona delgada. Sin embargo, podría ser aburrido. Está bien, respira profundo.

Como ya lo sabes, necesitamos proteína, o, de lo contrario, eventualmente nos desintegraríamos. Como podrás imaginarlo, las grasas también tienen que ser parte de este paseo. ¿Pero los carbohidratos? No los necesitamos. ¿Cómo puede ser que una cosa tan sabrosa como los carbohidratos no sea necesaria?

Combustible para el cerebro

Hay dos cosas en nuestro cuerpo que requieren combustible. Nuestros órganos, incluyendo nuestro cerebro y nuestros músculos. Ambos pueden funcionar con **glucosa,** un azúcar de un solo elemento. Podemos obtener glucosa consumiendo carbohidratos y convirtiéndolos en glucosa y podemos hacer esto realmente con cualquier tipo de carbohidratos.

Los carbohidratos de una dona se convierten en glucosa, los carbohidratos de una zanahoria se convierten en glucosa y si fueras a humedecer con la lengua el anverso de una estampilla de correo, ¡inclusive ese pegamento se convierte en glucosa. La glucosa se conoce también como **azúcar en la sangre** (o sólo piensa en **carbohidratos**) y es la bebida más común de nuestro organismo.

Pero, de alguna forma, la Madre Naturaleza sabía que podía haber ocasiones en las que no podríamos encontrar carbohidratos. Tal vez sabía que la mayoría de nosotros no éramos muy ágiles como para trepar a las palmas de banano ¡ni siquiera para encontrarlas! Y tal vez también sabía que el mal tiempo suele arrasar con los carbohidratos.

Por lo tanto, nos dio otra forma de encontrar energía. Como tal vez recuerdes, los músculos pueden quemar grasa corporal. Y además, está el hígado. Aún sin carbohidratos, el hígado puede preparar un refresco para tu cerebro. Puede convertir la proteína de los alimentos en glucosa. Primer truco de la fiesta.

Segundo truco de la fiesta, el hígado toma un poco de grasa y proteína de tu plato, más una gran cantidad de grasa de tu trasero y las convierte en un combustible conocido como **cetonas**. Éstas las utiliza para energizarse y le da algunas a tu cerebro, que también funciona a las mil maravillas con este alimento.

Así fue exactamente como la mayoría de los humanos obtuvieron su energía durante millones de años. Simplemente vivían de la grasa que tenían esos propios estómagos, esos traseros o esas caderas, y obtuvieron un poco más de calorías de la grasa y la proteína que consumían. Encontrar y consumir carbohidratos era algo excepcional.

Ahora bien, estas trabajadoras que llamamos cetonas sólo aparecen cuando nuestro consumo de carbohidratos se reduce. Por ejemplo, aparecen en la mañana, después de un largo sueño y de un largo intervalo entre comidas. O aparecen también ¡si simplemente mantienes tu casa libre de carbohidratos! **Las cetonas aparecen cuando no hay carbohidratos.**

Permíteme resumir, porque la ciencia puede parecer confusa, para empezar. Tu organismo puede funcionar con tres tipos principales de combustible:

Glucosa: compuesta principalmente de carbohidratos

Grasa corporal: ¡compuesta de cualquier cosa que se te ocurra!

Cetonas: compuestas principalmente de tu grasa corporal (¡dondequiera que la tengas!)

La mayoría sólo quema carbohidratos para energía. Dondequiera que haya «comida occidental» hay un alto contenido de carbohidratos, lo que bloquea la posibilidad de obtener energía proveniente de cetonas. Pero si jamás has oído hablar de cetonas, ¿será que tienen poca importancia?

¡SÍ QUE LA TIENEN! Tranquila, no estoy a punto de sugerir una dieta de cero calorías. Eso no tiene la menor posibilidad de éxito. A la mayoría nos gusta salir a comer por motivos sociales y nuestro mundo está tapizado de pared a pared en carbohidratos. ¡No pases demasiados sellos de correo por tu lengua!

Entonces, ¿la lección que te acabo de dar sobre historia antigua fue por simple diversión? ¡No! *Todos* tenemos en nuestro interior este sistema de cetonas, y constituye un indicio muy importante que no podemos ignorar. Si bien la idea de cero carbohidratos no es práctica para el cavernícola moderno, tenemos que evitar lo contrario.

Tenemos que enseñar a nuestro cuerpo a depender menos de los carbohidratos. Noventa y nueve de cien expertos ven las cetonas como algún tipo de sistema de respaldo para una emergencia. Estos son los parientes lejanos de quienes recomendaban que no convenía navegar demasiado lejos porque podrían caerse del planeta. Tú debes ser de aquellas que siguen remando y reconocen que, de hecho, **los carbohidratos tienen como objetivo servirnos de reserva.** Es un gran cambio en la forma de pensar. Enorme.

Estamos literalmente diseñados para vivir de nuestras reservas de grasa durante la mayor parte del día. No estamos diseñados para andar por ahí adictos a una tienda de alimentos. ¡*Somos* la tienda de alimentos! Para llegar a nuestra tienda, los carbohidratos totales deben estar a un nivel bajo.

Entonces, ¿cuál es la cantidad correcta? Bien, de hecho, varía de una persona a otra, según factores como los genes y qué tan sanos estén los músculos. ¡Comprendo que quieres cifras! Y para eso, también tendrás que contar números.

Hasta el momento, no te he dado ninguna razón para que cuentes nada. Y nunca necesitarás contar calorías, porcentaje de grasa, ni siquiera proteínas (sólo medio plato). Pero cuando se trata de carbohidratos, al menos durante 6 semanas vas a necesitar algo de ayuda.

Nunca comas más de 4 iPhones (o 4 Blackberrys)

Te parece un consejo extraño o ¿ya sabes que el plástico es difícil de digerir? Tenme paciencia ¡hay alguna lógica en esta locura! Cuando se trata de establecer un *límite máximo* para los carbohidratos, todos podríamos hacerlo con una simple imagen en la mente.

Al igual que nosotros, nuestros teléfonos han ido creciendo. Blackberrys y iPhones representan muy bien el equivalente del límite máximo para una porción de carbohidratos. ¿Tienes uno de estos teléfonos? Ocupan en el plato el mismo espacio que un disco de DVD.

Imagina que tienes en tu plato dos de estos teléfonos lado a lado, más otros dos encima de ellos. **Este es el límite máximo de cualquier alimento basado en carbohidratos que puedas llegar a necesitar alguna vez.** Es, aproximadamente, la altura de diez DVD apilados.

¡Esto te suena ridículo y poco científico? Sin lugar a dudas es poco científico, pero definitivamente es ridículo. Una vez que hayan pasado las 6 semanas, necesitarás una guía. Los críticos pueden reírse, pero el éxito se basa en cosas prácticas. En hechos.

En esta cantidad, me refiero a los alimentos que son principalmente carbohidratos. **Nunca cuentes los carbohidratos de los vegetales.** Los vegetales son súper saludables, contienen muchos nutrientes, como azúcar, gran cantidad de fibra, saben delicioso, tienen buena grasa, vienen en una enorme variedad, tienen color y tienen inclusive una pizca de proteína.

¡Consume vegetales sin restricción alguna*, desde el primer día de tu dieta de *Seis semanas para ¡AY DIOS MÍO!* hasta el último día de tu vida!

Pero antes de que puedas calcular los carbohidratos imaginándotelos como teléfonos móviles o una pila de DVD, necesitas un poco más de precisión. Por algún tiempo, tendrás que leer lo que dicen los empaques. Es fácil. Sólo necesitas un número. Y debes hacerle seguimiento durante 6 semanas.

Los carbohidratos que bajan por tu garganta

En resumen, esta es la cifra *más* importante que debes calcular. ¡En realidad lo es! No te estoy pidiendo que calcules un sofisticado porcentaje. **Sólo tienes que saber cuántos gramos de carbohidratos entran a tu boca (sin contar los vegetales).**

Casi todo lo que comemos en la actualidad trae indicaciones en el empaque, y si no las trae, Google podrá encontrar fácilmente qué contiene un determinado alimento. No estás contando calorías, proteínas, grasa ni vegetales. Sólo estás controlando los carbohidratos puros.

Cuando ya sepas cómo hacer esto durante 6 semanas, con una variedad de alimentos que contienen carbohidratos, podrás sentir que no tienes límite. Y, claro está, siempre tendrás cuatro iPhones o Blackberrys como guía o recordatorio virtual. O diez DVD. ¡Me refiero a discos, no a estuches de DVD!

A continuación incluyo las cantidades sugeridas para las 6 semanas. Algunos podrán considerar que es fácil cumplir con estas cifras mientras que para otros puede ser difícil, al menos al comienzo. Si sobrepasas estas cifras algún día, no será el fin del mundo.

OLA – hasta **120 gramos** de **carbohidratos** no
   vegetales por día
RÁFAGA – hasta **90 gramos** de **carbohidratos**
   no vegetales por día
TERREMOTO – hasta **60 gramos** de
   carbohidratos no vegetales por día

Es absolutamente crucial que llegues a estar *por debajo* de estos totales de carbohidratos diarios. No entres en pánico por consumir demasiados carbohidratos en una sola comida. Es mucho más importante mantenerse bajo el total diario. Si lo haces, mantendrás bajos también tus niveles de insulina.

¿Necesitas un recordatorio acerca de la insulina? Es la hormona que libera tu cuerpo cuando consumes carbohidratos. El cerebro consume lo que necesita y después, la insulina toma las sobras y las almacena en los músculos o las células grasas.

Cuando estás liberando insulina, significa que se está almacenando alimento. Y cuando tu cuerpo está *almacenando* alimento, no puedes *liberar* alimento (es decir, grasa corporal) al mismo tiempo. O una cosa o la otra. ¿Quieres que te lo explique en la forma más simple posible? Este es un ejemplo de un gran lunes:

Los carbohidratos del lunes son bajos = la insulina del lunes es baja = la grasa corporal que se quema el lunes es alta.

Dominio total

Mantener el *total* de insulina bajo sólo requiere respetar esas metas. Quiero decir, estar diariamente bajo esos límites. Esto es, **120 g** para aquellos que hacen la dieta en la modalidad *Ola,* **90 g** para quienes hacen la *Ráfaga* y **60 g** para los que hacen el *Terremoto.*

SI QUIERES SER DELGADO, DEBES COMPRENDER QUE TU CONSUMO TOTAL DIARIO DE CARBOHIDRATOS ES EL PRINCIPAL FACTOR DE LA DIETA QUE AFECTA TU ÉXITO. ¡ES POR ESO QUE ESCRIBO ESTO EN MAYÚSCULAS Y EN NEGRITA! ¡NO SE VEÍA BIEN EN ITÁLICA!

¡Este es todo el énfasis que puedo hacer! Hasta este momento, realmente evité utilizar dos resaltadores de fuente a la vez. ¡Para que *esta* frase pudiera producir el máximo impacto! Hablando en serio, cualquier cosa que obtengas de leer este libro ¡esta es realmente *la* respuesta crítica de cómo adelgazar!

Está bien. Ahora dejaré de gritar y de usar tantos signos de exclamación. Prometo que si mantienes tu consumo total diario de carbohidratos al límite indicado y si pones en práctica algunas de las otras ideas contenidas en este libro, quedarás totalmente sorprendido después de 6 semanas.

Por último, para quienes se dieron cuenta del *
que había en la página 116

Hay doce vegetales comunes que realmente no merecen estar al mismo nivel de los que se recomiendan en cualquier cantidad que quieras. No quiero decir que no sean saludables. No es así. Ni siquiera digo que no puedas comerlos. Pero si los comes, debes contar sus carbohidratos.

Fríjoles al horno, remolacha, zanahoria, chiribias, arvejas, plátano, papa, ahuyama, calabaza, maíz dulce, castañas de agua, ñame.

TEN EN CUENTA LO SIGUIENTE CUANDO SE TRATA DE ADELGAZAR…

ADM 6 No necesitas carbohidratos para sobrevivir.

ADM 5 Las dietas con alto contenido de carbohidratos no te permiten quemar grasa corporal.

ADM 4 No comas más del equivalente a 4 iPhones o Blackberrys de carbohidratos puros.

ADM 3 Mantén los carbohidratos a niveles inteligentes y perderás grasa corporal más rápido.

ADM 2 También quemarás cetonas, un combustible hecho de tu grasa corporal.

ADM 1 No necesitas contar las calorías de la mayoría de los vegetales.

¡ADM! ¡Mantente por debajo de tu límite diario de carbohidratos y quemarás grasa rápidamente!

La verdad acerca de no hacer caso

Ahora ya sabes que para adelgazar con rapidez tienes que mantener tus carbohidratos bajos a un nivel inteligente. Y algunos podrán preguntarse: «¿Importa el tipo de carbohidratos que consumo?». Esta es la respuesta. Los dietistas y los médicos deben mirar ahora hacia otro lado.

En personas con suerte o en aquellas con fuerza de voluntad, para *lograr adelgazar* no importa si obtienen todos sus carbohidratos diarios de latas de Coca-Cola o de platos llenos de brócoli.

¿Qué pasa, doctor? Lea de nuevo la frase anterior y fíjese en las palabras en itálicas. Dije para *lograr adelgazar,* al menos en algunas personas, no importa de dónde obtengan sus carbohidratos. Ya lo sé, es difícil de creer. Y no, ¡no trabajo para Coca-Cola!

En términos de la salud en general, claro que conviene elegir los mejores alimentos para sostenerse. El cuerpo está hecho de células individuales y si utilizamos la mejor calidad de ingredientes, tendremos el producto terminado de mejor calidad. Si se utilizan ingredientes basura, bien, ya me entiende.

¿Cómo es posible adelgazar utilizando carbohidratos de mala calidad? Como ya lo explique, se debe ser una persona con suerte o hay que tener fuerza de voluntad. Si esta eres tú, sigue adelante. Ahora, por segunda vez hoy, doctores y dietistas, hagan el favor de taparse los ojos.

Eres afortunado

En los últimos años, todos han estado intentando modificar su grasa corporal. Han surgido muchas teorías diferentes en la búsqueda del adelgazamiento perfecto. Ahora tenemos un aumento de *investigadores científicos*. Al igual que nosotros, no se interesan por la teoría.

Lo que les interesa son los resultados. Las estadísticas. Los hechos. Las libras de grasa perdidas. Las libras de grasa recuperadas. Probablemente ¡hasta sueñen en cifras! Y me alegra mucho que existan. Porque, hace poco, unos cuantos de los genios más inteligentes de la ciudad descubrieron algo maravilloso.

Analizaron cientos de dietas y miles de personas. Y aunque su descubrimiento no fue publicado en los medios, los científicos habían encontrado una aguja en un pajar. En *algunos* de nosotros, fue el consumo diario total de carbohidratos y no el tipo de carbohidratos lo que predijo con exactitud la pérdida de grasa.

Es el tipo de noticia que nadie quiere admitir, porque se corre el riesgo de deshacer años de campañas gubernamentales para lograr que nos alimentemos mejor. Los científicos inteligentes que viven en nuestro mundo saben que a muchas personas ¡*sólo* les interesa adelgazar!

De cualquier forma, la noticia fue triturada. Entonces yo la he *destriturado*. De hecho, al hacerlo, ¡acabo de inventar una nueva palabra! Durante unas pocas semanas, definitivamente 6 y tal vez 12, utilizar este conocimiento para volverse súper delgado no hace daño. Es decir, hacer que la más alta prioridad sean los carbohidratos totales.

Es mucho más saludable perder rápidamente el exceso de

grasa corporal, aún si los métodos utilizados no son los ideales para adoptarlos de por vida. **Cada segundo que seas gordo, estarás afectando tu salud y tu confianza. Olvídate de la tradición y salva *ahora mismo* estas dos cosas.**

Volvamos a los que beben Coca-Cola. Sus músculos, al igual que la mayoría de los sistemas de sus cuerpos, manejan bien los carbohidratos. Todo lo que tienes que hacer es asegurarte de que los totales diarios de consumo de carbohidratos permanezcan bajos. Esto no quiere decir que puedas consumir cualquier cantidad de carbohidratos, sino que puedes consumir carbohidratos de cualquier clase.

Si tú puedes hacer esto, recuerda que aunque perder grasa es una forma de mejorar la salud, no es la historia completa. Aunque no te importe la salud a largo plazo, ¡apuesto que sí te importan tu piel y tu pelo! Con el tiempo, tanto la una como el otro van a llorar si no los alimentas bien.

Eres valiente

Para algunos no es fácil adelgazar consumiendo carbohidratos de mala calidad. Pero *sin embargo* lo consiguen. Esto se debe a que tienen una **fuerza de voluntad** extraordinaria. Estas personas valientes literalmente les dicen a sus cuerpos lo que tienen que hacer, no lo contrario.

Cuando hablo de fuerza de voluntad, me refiero a la capacidad de controlar qué tanto pasa por tu boca. Y ese es el principal problema si no se tiene esta fortaleza mental. Por lo general, los carbohidratos de más baja calidad pueden llevarte fácilmente a comer en exceso.

Para quienes tienen fuerza de voluntad éste no es un problema. Dejan de comer cuando deciden hacerlo y se niegan a rendirse al hambre. Son pocas las personas que tienen la fortaleza que se requiere ¡para derrotar 2 millones de años de diseño genético! Pero las hay. Y podrías ser una de ellas.

Si eres afortunado o si eres valiente, en cualquier caso puedes adelgazar comiendo la peor clase de carbohidratos basura del planeta, siempre que no exageres. No es ideal para adoptarlo como dieta de por vida, pero si te ayuda lograr la meta de carbohidratos diarios durante 6 a 12 semanas, hazlo.

¿Qué significaría esto en el mundo real? Tal vez que algunos podrían almorzar con una pechuga de pollo y tomarse una Coca-Cola, sin dejar de perder grasa. Mientras no se excedan los totales diarios de carbohidratos, no importa cuál sea el origen de los mismos.

Ya puedo oír a algunos de ustedes haciendo cuentas de ¡qué tanto chocolate se requeriría para llenar el total diario de carbohidratos! El propósito de esta sección no es llevarte a elegir los peores carbohidratos. Es un recordatorio de la necesidad de **mantener bajos esos carbohidratos a toda costa.**

¿Quién soy?

¿Cómo hacer para saber si realmente eres así? La única forma de saberlo es probando. Si siempre logras mantenerte por debajo del total diario de carbohidratos, felicitaciones, sigue así. Si te estás esforzando, o si quieres mejorar tu estado de salud, tal vez te guste el próximo capítulo.

TEN EN CUENTA LO SIGUIENTE CUANDO SE TRATA DE ADELGAZAR...

ADM 6 Es extremadamente importante mantener bajo el total de carbohidratos diarios.

ADM 5 Para algunas personas, esto, por sí sólo puede hacer que adelgacen.

ADM 4 No tener en cuenta la calidad de los carbohidratos puede no representar un problema durante 6 a 12 semanas.

ADM 3 Una vez que pierdas peso, comienza a preocuparte por la calidad de los carbohidratos.

ADM 2 La calidad de los carbohidratos afecta nuestra salud general a largo plazo.

ADM 1 Los carbohidratos de mala calidad llevan a algunos a comer en exceso.

¡ADM! **¡Si te cuesta trabajo controlar el consumo diario de carbohidratos, lee el siguiente capítulo!**

Rápidos y furiosos: primera parte

Por allá al comienzo, dije que creía en que era mejor ayudarte a entender las cosas en lugar de convencerte de hacer exactamente *lo que digo*. Sigo creyéndolo. Por lo tanto, para aquellos de ustedes que no se consideran afortunados ni valientes, aquí tenemos las 101 formas de escoger carbohidratos de mejor calidad.

Algunos son rápidos y furiosos. Otros son sólo rápidos y otros son sólo furiosos. Los mejores son los que no son ni rápidos ni furiosos. En este punto estarás pensando: «¿De qué se trata todo eso?». Es posible que esta sección sea repetitiva (¡al igual que el libro en general!) pero ten paciencia.

¿Qué quiero decir por «rápido»? Me refiero a la velocidad en la que puedes hacer que los carbohidratos pasen de tu plato a tu estómago. Cuando los carbohidratos hacen este recorrido demasiado rápido, te estás preparando para un gran problema. Y sí, ¡eso es exactamente el juego de palabras que utilicé! ¿Cuál es este gran problema?

Comerás, en general, demasiados carbohidratos. En los términos de este libro, significa que siempre vas a exceder los totales diarios de carbohidratos. Y en términos de tu vida, siempre estarás luchando por mantenerte delgado. Los antiguos genes no pueden manejar la comida moderna ¡cuando baja a toda velocidad por tu garganta!

El exceso de carbohidratos que llega de una sola vez al estómago, hace sonar las alarmas. Un exceso de «tráfico de alimentos» significa que tu cuerpo tiene que liberar cantidades enormes de insulina. Demasiada insulina significa que tu cuerpo tiene que convertir parte de estos trancones de tráfico de carbohidratos en grasa corporal.

Los carbohidratos rápidos son aquellos que pasan con demasiada facilidad de tu plato a tu estómago. Hacen que sea extremadamente difícil mantenerte por debajo de tus límites de carbohidratos diarios.

La leptina queda por fuera

Otra razón por la cual los carbohidratos rápidos causan problemas es que consumes demasiados antes de que la leptina tenga la oportunidad de advertírtelo. Si se te olvidó, la leptina es como el medidor de combustible de tu organismo. Te indica cuándo has recibido suficiente combustible (alimento).

Para mantener la leptina en funcionamiento, comer a la hora de las comidas en lugar de una serie de refrigerios es un buen comienzo. Después, hay que tener cuidado de no comer demasiado aprisa. Aunque resulta difícil medirlo, el hecho es que parece haber un intervalo de unos 20 minutos para que tu cerebro calcule la cantidad de alimento que has consumido.

Los carbohidratos representan una significativa proporción de los alimentos modernos, y con frecuencia pueden evadir la leptina e impedirle que haga su trabajo. La leptina está ahí para ayudarnos. Para evitar que comas demasiado, mantiene bajo tu nivel de insulina, lo que te permite volver a quemar grasa corporal más pronto.

El simple hecho de consumir carbohidratos que vayan rápidamente del plato al estómago hace que la leptina, el medidor de combustible de tu organismo, no pueda indicarte cuándo debes dejar de comer. Evita los carbohidratos rápidos, sólo por esta razón. O ¡come en cámara lenta!

Almuerzo líquido

Entonces, ¿quiénes son estos carbohidratos que se desplazan con tanta rapidez? **Los primeros carbohidratos malos son los líquidos.** No he olvidado que acabo de mencionar la Coca-Cola. Algunos no necesitan esta información, otros sí. En la naturaleza, son escasos los carbohidratos líquidos listos para tomar. Hay leche materna, leche de vaca y leche de coco. Y hay miel. Fuera de éstos, ¡no hay muchos más!

Ahora, echa un vistazo a tu tienda de víveres local. Imagino que verás toda una pared tapizada de carbohidratos líquidos. Cuando consumes cualquier líquido, aún los que originalmente son naturales, como un sorbete de fruta, es muy fácil superar el límite de carbohidratos.

Tomemos el ejemplo de un sorbete y llevémoslo un paso más allá y digamos que está hecho de cuatro frutas. Una banana, una naranja, piña y unas fresas. Si mezclaras estas frutas en la naturaleza te llevaría semanas. Para empezar ¡tendrías que buscarlas!

Las bananas no se dan cerca de las fresas. Bueno, no seamos tan estrictos y digamos que sí crecen juntas. Aún requerirías tiempo y esfuerzo para mezclarlos en un sorbete moderno. Está bien consumir frutas, individualmente (con las comidas). Pero una vez que se convierten en líquido, ya no está bien consumirlas.

Además, los carbohidratos líquidos son más veloces porque se deslizan por tu garganta. Así es como las gaviotas se comen el pescado (nota para mí mismo: *yo no tengo alas*). Los alimentos sólidos, o semisólidos, pasan por tu tracto digestivo a una velocidad más lenta en un proceso de movimiento similar a pulsaciones, conocido como peristalsis.

Si tienes problemas para reducir tu consumo total diario de carbohidratos, el primer paso es evitar todos los carbohidratos líquidos. Es posible que requieras ciertos ajustes mentales, sobre todo si estás acostumbrado a tomar carbohidratos líquidos con las comidas. Oye, ¡a mí también el agua me parece aburrida!

Bocado máximo

¿Qué más puede hacer que los carbohidratos se transporten como bólidos? Es algo que yo llamo bocado máximo. Suena tonto, pero el punto detrás de ese nombre no es nada tonto. Por bocado máximo, quiero decir qué tanta comida puedes introducir físicamente en tu boca en cualquier momento.

Me doy cuenta de que puedes estar considerando esta afirmación como algo no científico. Déjame darte algunos ejemplos de la vida real. ¿Qué es más fácil de comer: papas o papas fritas? ¿maíz o palomitas de maíz? ¿arroz integral o arroz blanco? No es una pregunta con trampa.

Las respuestas correctas son ¡papas fritas, palomitas de maíz y arroz blanco! Pero no por las razones obvias que puedas estar pensando. A menos que se trate de un líquido, hay muchos factores que afectan el bocado máximo. Veamos algunos de los más importantes.

El policía de tránsito de las fibras

Si un alimento tiene mucha fibra, es físicamente más difícil de comer que los alimentos con menos fibra. El alimento con más fibra requerirá masticarlo más veces en lugar de deglutirlo más veces. Muchos alimentos, y no me refiero sólo a los líquidos ¡sólo requieren deglutirlos! Y, para algunos, esa es una tentación muy grande.

La fibra es la parte de un alimento que no podemos digerir, proviene de las paredes celulares de los vegetales. Los científicos adjudican propiedades a la fibra como algo que «nos llena». Es cierto, pero también es cierto que no han visto el aspecto obvio. Los alimentos con alto contenido de fibra marcan una diferencia *antes* de llegar a tu estómago.

El arroz integral tiene más fibra que el blanco, lo que hace que sea más duro de triturar y más difícil de comer. Además, la fibra se expande con el agua y la saliva, lo que hace que su tránsito hacia el estómago sea más lento. Por lo tanto, los alimentos con alto contenido de fibra nos obligan a hacer algo (¡masticar!), lo que, con frecuencia, hace que los consumamos en menor cantidad.

¿Qué es un alimento con alto o bajo contenido de fibra? Podríamos basarnos en cifras y decir que cualquier cosa que tenga más de 3 gramos por porción es «alto». Una opción más sencilla es **seleccionar la versión con mayor contenido de fibra siempre que encontremos dos alimentos similares, uno al lado del otro.**

Suavemente, suavemente, rápidamente

Volvamos a la comparación de las papas y las papas fritas. Ahora no hablo de calorías, sólo de carbohidratos. Las papas fritas hacen que sea extremadamente fácil hacer que los carbohidratos pasen de la boca al estómago a alta velocidad ¿Por qué? Porque se han ablandado.

Cocinar, picar, majar o procesar, esto es, convertir la caña de azúcar en gránulos de azúcar. Hay muchas cosas que suavizan los alimentos. No es importante saber cómo ocurre. Lo importante es que **los carbohidratos más blandos hacen que sea más fácil comerlos en exceso y bombardear tu estómago.**

Esta es otra sencilla prueba. Pregúntate: «¿Este alimento se disuelve o se desmorona en mi boca?». Si la respuesta es 'sí', busca otra cosa mejor. Las galletas de arroz, un alimento que muchos dietistas adoran ¡reprueban fácilmente esta prueba! En cuanto a los panecillos…

El cliente difícil

Muchos alimentos son difíciles de comer, ¡eso es excelente! Aunque jamás se te ocurriría comer maíz tierno en el cine, vale la pena hacer una comparación con sus primas hermanas, las palomitas de maíz. La versión de la mazorca toma mucho más tiempo comerla que la versión del maíz ¡en el que uno simplemente puede comerlo a manotadas!

En realidad, en la naturaleza, casi todos los alimentos presentan dificultad para hacerlos llegar rápidamente de la mano al estómago. Es como si la Madre Naturaleza supiera que si hacía algo que pudiera comerse rápidamente, ¡simplemente lo comeríamos en más abundancia! Así nos demuestra que puede ser una madre inteligente.

Esos son los carbohidratos veloces. Los que van de la boca al estómago en un instante. Mientras más rápido viaje el carbohidrato más lo comerás. Bastante elemental, pero lo elemental siempre se pasa por alto. Los líquidos son los peores. Ten también cuidado con los alimentos bajos en fibra, y con los carbohidratos extremadamente blandos y fácilmente disponibles.

TEN EN CUENTA LO SIGUIENTE CUANDO SE TRATA DE ADELGAZAR...

ADM 6 Los carbohidratos rápidos van del plato al estómago en muy poco tiempo.

ADM 5 Esto hace que sea mucho más fácil excederse en su consumo.

ADM 4 Es posible que no tengas en cuenta la cantidad de carbohidratos que realmente consumes en un día.

ADM 3 Los carbohidratos aumentan la insulina, lo que impide que quemes grasa corporal.

ADM 2 Los carbohidratos impiden que la leptina controle tu apetito.

ADM 1 Los líquidos, los alimentos blandos y bajos en fibra son, por lo general, carbohidratos rápidos.

¡ADM! ¡Elige carbohidratos no fáciles de comer, sólidos y con alto contenido de fibra con más frecuencia!

Rápidos y furiosos: segunda parte

Algunos carbohidratos son furiosos. ¿Crees que esto significa que se disgustan? No. Pero realmente enfurecen a tu organismo. Con el tiempo, si no dejas de bajarlos por tu garganta adicta a las calorías, ¡harán que *te* sientas furioso al mirarte en el espejo!

Furiosos describe la capacidad de los carbohidratos de elevar de forma agresiva tu nivel de azúcar en la sangre. Después del total de carbohidratos diarios, es el principal factor que afecta tu posibilidad de tener éxito con tu dieta.

Ataques de pánico

Si los carbohidratos se digieren rápidamente, se convierte *rápidamente* en glucosa. Y cuando toda esa glucosa llega al torrente sanguíneo, el organismo entra en pánico. Esto se debe a que **el exceso de glucosa en la sangre es peligroso y daña las células.** Claro está que el organismo tiene un plan de emergencia.

Libera insulina. Ésta captura el exceso de glucosa y la *desecha.* La desecha en los músculos que la almacena y la utiliza cuando la necesite. Desecha una gran parte en las células grasas que felices y encantadas la convierten en más grasa corporal. **Así es como la mayoría de los humanos se vuelven obesos.**

En una situación ideal, tu cuerpo produciría una pequeña gota de insulina y recubriría tus músculos con glucosa. Tus células grasas quedarían lamentándose, «Oigan, ¿y nosotras qué?». La insulina aumentaría después de una comida y luego disminuiría gradualmente.

Cómo arruinar una fiesta

Es hora de recordar algo importante. **Sólo puedes quemar grasa corporal si no hay insulina presente.** La insulina es un mal invitado a la fiesta. Uno sabe que vendrá, por lo que ¡queremos que llegue y se vaya tan pronto como sea posible!

El problema es que algunos invitados no saben cuando no son bienvenidos. Una vez que entran (cuando comes), ¡se quedan por ahí! Esto significa que pasas menos tiempo gozando la fiesta (quemando grasa corporal) ¡y más tiempo esperando a que el payaso se vaya!

Es una escena en la que ambas partes salen perdiendo, y algo que tienes que evitar. Esto no ocurre con las mejores fuentes de carbohidratos. Los peores carbohidratos arruinarán tu fiesta. Entonces, analicemos más a fondo para ver exactamente quiénes deben estar en nuestra lista de invitados.

Juegos relacionados con bebidas

Para empezar, ¡no invites ningún líquido! Como ya lo dije en la primera sección, los líquidos llegan demasiado rápido al estómago. Son un grupo de bromistas que bailan todos a la vez. Y cuando llegan a tu casa (tu estómago), ¡cuidado!

Los carbohidratos líquidos eliminan el trabajo principal de tu estómago que consiste en convertir el sólido en líquido. El hecho de que el alimento entra ya en forma líquida hace que se convierta en glucosa a una velocidad sorprendente. Cuando *inundas tu sangre* de esta forma, tu organismo se ve obligado a liberar un surtidor de insulina.

Los líquidos peligrosos son lo mismo que los carbohidratos furiosos. Son como un cohete que eleva tu nivel de azúcar en la sangre muy rápido hasta un nivel muy alto. Es lo que se conoce realmente como una «descarga de azúcar». Los carbohidratos líquidos son como una cacería exitosa en una botella. No son en absoluto naturales.

Señor, por favor, ¿puede traerme un poco más?

Cuando al azúcar en la sangre llega a niveles muy altos, se eleva también una sustancia química llamada **dopamina**. Esta sustancia química que produce una sensación de bienestar es una recompensa. El cerebro piensa que encontraste una palma de bananas ¡y subiste 10 metros para agarrar una (y lo hiciste desnudo)! La dopamina memoriza los momentos «yupi».

Entre más intensa sea la liberación de dopamina, más te «obsesionarás» por tener nuevamente esa sensación. **Así es como empieza la adicción a los carbohidratos.** Los carbohidratos furiosos te impulsan a buscar más día tras día. ¡Podrías hasta subirte desnudo a una palma de bananas!

Debido a que has alcanzado nuevos niveles de excitación por la dopamina, todo lo que experimentes de ahí en adelante te parecerá un poco *aburrido*. Ahora ya sabes por qué los carbohidratos furiosos redefinen en muy poco tiempo el tipo de alimentos que deseas consumir. No es fácil, pero con el tiempo, aprenderás a domar a tu dragón.

Los carbohidratos furiosos aumentan muy rápidamente y hasta un nivel muy alto tu azúcar en la sangre. Tu cerebro lo nota y libera dopamina, una sustancia química que te hace sentir bien. Esto hace que esa «sensación súbita de bienestar» quede memorizada y te lleva a buscarla de nuevo, una y otra vez. Los carbohidratos furiosos hacen que, en realidad, eches de menos la comida.

Aún cuando el exceso de carbohidratos se ha eliminado, queda algo de insulina flotando por ahí. ¿Por qué? Porque el organismo entró en pánico, y produjo demasiada insulina. **Cuando hay insulina en la sangre, no se puede quemar grasa corporal.**

Se sabe que estos altos niveles de insulina permanecen elevados hasta por horas después de una pizza grande. ¡Por no mencionar las «tajadas» gigantes que arruinan tu día de quemar grasa! Los carbohidratos menos furiosos dejan que la insulina vuelva a bajar después de 2 a 3 horas.

Los carbohidratos furiosos elevan rápidamente el azúcar en la sangre y, para compensarlo, tu organismo bombea insulina. Porque entra en pánico, libera demasiada insulina. Esto obliga a los carbohidratos flotantes a entrar en las células grasas convirtiéndolas en grasa corporal. La insulina permanece elevada aún después de que todo el exceso de azúcar ha sido eliminado. **Si hay insulina en tu sangre, no puedes quemar grasa corporal.** Sé que estoy siendo repetitivo pero es por una razón.

Volvamos a lo que hace que los carbohidratos sean invitados furiosos que arruinan la fiesta de quemar grasa. Una vez que imagines a los sospechosos típicos, ya no volverás a confundirte en cuanto a los alimentos. Desarrollarás en cambio el instinto de elegir los mejores carbohidratos.

Fibra (¡de nuevo!)

Ya has aprendido que la fibra reduce la velocidad con la que puedes comer algo. También reduce la facilidad con la que el estómago puede digerir la comida. Esto impide que tu cuerpo convierta los carbohidratos en glucosa con tanta rapidez. Y ayuda a *evitar* que tu organismo entre en pánico y produzca un exceso de insulina.

La fibra soluble es la mejor en producir este efecto. En tu estómago, la fibra se compacta y hace que sea más difícil descomponerla. Esto significa que sólo entra a tu torrente sanguíneo una mínima cantidad de carbohidratos. A esa velocidad, a tu cerebro le llegan unos sorbos, y los músculos pueden utilizar el resto. La insulina permanece estable (baja).

Las mejores fuentes de fibra soluble son las plantas con piel gruesa. Es en la piel donde se encuentra la fibra. Las manzanas tienen muchísima, también la avena. No tienes que buscar la fibra, pero si puedes elegir, lo mejor para ti sería un carbohidrato con alto contenido de fibra.

Suplementos tontos

Hay también un suplemento llamado *psyllium*. Es fibra compuesta por pequeñas semillas en la cáscara de un plátano (un primo hermano de la palma a la que subes desnudo a buscar fruta). Otro producto similar es el que se conoce como *goma guar*. Ten cuidado con éstos.

Los menciono simplemente porque sé que muchas de quienes lean este libro buscarán todo lo que pueda ayudarles a perder grasa. Estos suplementos de fibra son muy populares entre quienes hacen dieta. Aunque, por lo general, son seguros (en especial el psyllium), tienen riesgos.

La fibra soluble significa literalmente que se disuelve en agua. Imagínala como una esponja. Si no tienes agua suficiente, va a succionar todo lo que tengas en tu sistema digestivo, y creará un bloqueo. Si utilizas estos suplementos, bebe agua abundante.

Azúcares de oro, plata y bronce

Está bien, esta es una regla crucial. Síguela y estarás bien encaminado a evitar una respuesta furiosa. Cuando conocimos los carbohidratos por primera vez, te expliqué que se componían de varios «trocitos». Esos trocitos son *tipos* de azúcares.

Por lo general, los carbohidratos problema son los que están hechos de uno o dos trocitos. Son muy fáciles de partir. Cuando los carbohidratos *se rompen* fácilmente, se convierten más fácilmente en glucosa. Esto aumenta fácilmente la insulina, etc., etc., etc., ya conoces el proceso. **¡Engordarás con facilidad!**

A los alimentos modernos se les han adicionado grandes cantidades de estos azúcares. Se encuentran por todas partes. Las compañías fabricantes de alimentos saben qué tan adictiva es el azúcar. Se podría decir que los fabricantes de alimentos ¡son los inventores de la dopamina! La adicción al azúcar equivale a *guardar más dinero en la caja registradora*.

El problema con el azúcar se produce esencialmente

cuando la *agregamos* a los alimentos. La única azúcar agregada que es ligeramente segura ¡es el azúcar agregada por la naturaleza en primer lugar! Los alimentos con carbohidratos más furiosos siempre tienen azúcar agregada por el hombre. O por la mujer. Las mascotas son inocentes.

Tengo una regla de oro acerca de evitar los azúcares furiosos. En realidad es una regla de oro, de plata y de bronce. Las etiquetas de los alimentos enumeran los ingredientes por orden de peso, los más abundantes en primer lugar, las vitaminas, los minerales y los saborizantes están en el último lugar porque su peso es liviano.

Si encuentras el «azúcar» en las posiciones de medalla de oro, de plata o de bronce, esto significa 1er, 2do o 3er lugar, debes ser sincero. Si consumes eso significa que estás consumiendo principalmente azúcar, ¡con apenas un rastro del alimento que realmente buscabas!

Cualquier azúcar de oro, plata o bronce hará que tu cuerpo esté furioso. Ya sea porque lo que es el alimento en sí tiene mal sabor sin el azúcar, o porque el fabricante sólo quiere que te vuelvas adicto. En cualquier caso, dile ¡*hasta la vista*! Sería mejor que la etiqueta dijera: «Azúcar. ¡Contiene también algo de alimento!».

No siempre es fácil detectar el enemigo furioso. ¿Por qué? Los fabricantes son cada vez más cuidadosos y esconden la palabra «azúcar». Ahora hay tantos tipos de azúcar, que sería imposible enumerar los alimentos que las contienen. Pero tenemos aquí una palabra de tres letras que nos ayuda.

Busca esa $O - S - A$

Estas letras son un gran indicio si deseas evitar los carbohidratos furiosos. ¡No pretenderé hacer un ingenioso anagrama con ellas! Siempre que veas «...osa» al final de uno de los ingredientes, será azúcar y habrá sido *agregada.* Ciento por ciento furiosa.

¿Quieres que te nombre algunas? «Sucrosa», «fructosa», «lactosa», «dextrosa», «maltosa», «jarabe de maíz con alto contenido de fructosa» (HFCS, por sus siglas en inglés), «jarabe de glucosa», «polidextrosa». La lista continúa. **Sólo busca la terminación «osa».**

Hay nuevas y más engañosas versiones de azúcar agregada. Estas incluyen «azúcar de cerveza», «jugo de caña», «malta de cebada», «azúcar turbinada» y «dextrina». Si no estás seguro, cómprala, consúmela ¡y busca al sospechoso en Google para la próxima vez! **Sólo tú puedes protegerte.**

Si nos visitaran los alienígenas, quedarían confundidos por los esfuerzos que hacemos por cultivar alimentos sorprendentes, y luego mezclarlos todos con un ingrediente común, azúcar. Supondrían, sin lugar a dudas, que se trataría de ¡una potente droga para mantener a nuestra especie con vida!

La forma más fácil de evitar los carbohidratos furiosos es estar alerta a detectar los alimentos con azúcar agregada dentro de los primeros tres ingredientes. Por lo general, verás la palabra azúcar, o algo que termina en «osa». Encuéntralos y elimínalos y podrás adelgazar *mucho más* rápido.

Si evitas estos factores furiosos de las grandes ligas, perderá peso más rápido. Evita los carbohidratos líquidos, no consumas nada con azúcar o palabras terminadas en «osa» dentro de los primeros tres ingredientes de la lista, y elige carbohidratos con el más alto contenido de fibra cuando tengas esa alternativa. ¿Algo más?

La liga menor

Hay muchos otros factores que afectan las características de los carbohidratos furiosos. Para serte franco, sí tienen algo distinto, pero, por lo general, esa diferencia es pequeña. Además, hay cosas que pueden resultarte difíciles de controlar. Sin embargo, para los que quieren saberlo todo...

Los muy furiosos

Entre más cocines ciertos alimentos, más furiosos serán. ¡Y no es, literalmente, porque estén calientes! Una vez que los alimentos cocinados se han enfriado (o inclusive si los congelas), serán aún más furiosos que si nunca se hubiera cocinado. ¿Por qué?

El proceso de cocción rompe la estructura del alimento. En especial los carbohidratos, que tienden a ser más débiles que la proteína o la grasa. Esta descomposición de la estructura es sencillamente como si se iniciara el proceso de digestión antes de haber siquiera tocado el alimento.

Por ejemplo, la pasta. Es ligeramente furiosa. Pero opta por la auténtica y déjala semicocida, *al dente* (término italiano que significa 'al diente'), y será más dura de digerir, y menos furiosa para el organismo. Personalmente prefiero la no auténtica ¡y me *encanta* la pasta blanda! Como ya lo dije, son factores de liga menor.

Por lo tanto, los alimentos que se cocinan menos, serán más difíciles de digerir y serán los menos furiosos. ¿Cuáles son? ¡Cualquier cosa que esté menos cocida! No siempre tenemos que comer alimentos crudos. Es bueno saber que si no podemos encender una hoguera en un campamento, podremos sobrevivir ¡e inclusive mejorar nuestra condición física!

A punto para cosechar

Si comes frutas o vegetales frescos, serán menos furiosos que si esperas y los comes tres días después. Una banana amarillo con pintas verdes es mucho menos furiosa que una banana amarilla con puntos de leopardo.

Esto se debe a que la fruta y los vegetales contienen sustancias químicas que gradualmente descomponen sus propios contenidos de azúcar (las frutas tienen la mayor cantidad de azúcar). De hecho, hemos descubierto que el hecho de cosechar la fruta da comienzo a este proceso de maduración. Hace que la fruta empiece a autodigerirse. Agradable.

Descomponer su propia azúcar significa que no tenemos que hacerlo nosotros. Entonces, las frutas y los vegetales maduros reaccionan de manera más furiosa en el organismo. Es algo difícil de medir, pero que vale la pena saber. Comer alimentos frescos es mucho más lógico, cuando podemos hacerlo.

Este es un capítulo fuerte que debes digerir. Es posible que te sientas tentado a abandonar el libro de inmediato o que simplemente ¡te *pongas* furioso! Es importante entender las cosas. De otra forma, te quedarías estancado leyendo libros de dieta durante toda tu vida, en lugar de realmente vivir el proceso.

TEN EN CUENTA LO SIGUIENTE CUANDO SE TRATA DE ADELGAZAR...

ADM 6 Los carbohidratos furiosos causan pánico masivo al llegar a nuestro interior.

ADM 5 Obligan a la insulina a llegar a niveles extremadamente altos por mucho tiempo.

ADM 4 Esto impide quemar la grasa corporal.

ADM 3 Los carbohidratos furiosos activan la dopamina que hace que los alimentos sean adictivos.

ADM 2 Los carbohidratos líquidos, con bajo contenido de fibra y los que se cocinan en exceso son carbohidratos furiosos.

ADM 1 Los azúcares producidos por el hombre son los carbohidratos furiosos más comunes en nuestra dieta.

¡ADM! ¡Evita los alimentos que tengan ingredientes que terminan en «...osa» entre los tres primeros de la lista!

Dulce y mortal

Pensamos en la fruta como algo sano. Y prácticamente no habría ningún experto o miembro del público que no estuviera de acuerdo. La fruta tiene vitaminas, minerales, fibra, sustancias fitoquímicas aún no descubiertas (sustancias químicas vegetales) ¡y sabe bien!

Pero ¿es esto cierto? ¿Es la fruta una bendición? Realmente no. Porque si intentas movilizar la grasa ¡la fruta puede ser un diablillo travieso! Sus niveles legendarios de antioxidantes (sustancias químicas que impiden que nos oxidemos, lo que significa ¡que no envejezcamos!) y sus propiedades naturales son innegables.

No te dejes seducir por ese engaño de que *todo lo natural es bueno.* ¡El granizo también es parte de la naturaleza! La fruta, según su tipo, puede tener niveles bastante altos de una azúcar conocida como **fructosa,** llamada elegantemente **azúcar frutal. Y la fructosa puede producir un caos.**

La fruta te abre el apetito

Parece una afirmación extraña. Sobre todo si te acuerdas de haber consumido un trozo de fruta, y que éste te hubiera dejado satisfecha durante algún tiempo. Pero, en términos generales, la fruta, si es una con altos niveles de fructosa, te abre el apetito y éste se descontrola.

No te abre *directamente* el apetito pero impide que nuestra amiga la leptina desempeñe su trabajo. Por si se te ha olvidado, la leptina es el medidor de combustible que nos indica cuándo dejar de comer. Las frutas que contienen una alta concentración de fructosa *detienen* a la leptina y le impiden hacer esto.

Aún si tus comidas son normalmente buenas para activar la leptina, la fructosa la bloquea e impide que le indique a nuestro cerebro que ya hemos comido suficiente. Es casi como si la fructosa tapara con la mano la boca de la leptina y le impidiera hablar.

Las calorías de las frutas no son detectadas por tu radar

La mayoría de las calorías incrementan la producción de leptina. Entre más calorías consumas, más aumenta el nivel de leptina, y más pronto sacias tu apetito. Así es como *se supone* que debería funcionar. Pero **la fruta no incrementa en absoluto la producción de leptina.** Se supone que la fruta es un alimento saludable ¡y no un alimento furtivo indetectable!

Entonces, si consumes fruta con la comida agrega calorías al total pero la leptina no las puede *ver*. Si las calorías no fueran de fructosa, la leptina podría detectar que has comido suficiente. Pero esto no lo puede hacer con la fruta.

Este doble golpe de agregar calorías secretas y detener la acción de la leptina que controla el apetito es peligroso. ¡Ni se te ocurra proponerme el tema de que las frutas son «el alimento perfecto para consumir entre comidas»! Pero aún hay más.

La fruta anula el efecto de la insulina

El azúcar de las frutas, la fructosa, pone a la insulina en aprietos. Recuerda que la insulina es la que saca los carbohidratos del torrente sanguíneo y los lleva a los músculos o a las células grasas. La fructosa impide que los músculos y el hígado absorban el exceso de carbohidratos. Entonces, ¿a dónde van a parar estas calorías?

A las células grasas. Son el motel con las luces de neón en donde siempre hay ¡CUPO! La fructosa impide que los músculos se comporten de forma normal, como esponjas, y permite en cambio que las células grasas encierren en su interior las calorías. Es astuta. Esto es, hasta cierto punto, **indicación de que la naturaleza destinó las frutas a ser golosinas.**

El hígado, el lugar donde se descompone la fructosa de las frutas, sólo puede procesar unas 200 calorías de fructosa al día, especialmente cuando se sigue una dieta. No es una gran cantidad. No estoy diciendo que tengas que evitar por completo las frutas, sólo que debes tener cuidado.

¿Qué es tener cuidado? Lo mejor es elegir frutas con bajo contenido de fructosa. Los jugos son peores que la fruta entera, porque se puede fácilmente *beber* más fructosa de la que se puede *comer,* lo que significa más calorías que pasan *inadvertidas.*

La nueva tendencia de extractores de jugo para uso doméstico y de estos jugos ya listos que se venden en las áreas frías de los supermercados está manteniendo *gordas* a muchísimas personas conscientes de la necesidad de cuidar su salud. Tal vez estas bebidas estén lle-

nas de nutrientes, ¡pero no hay nada que podamos clasificar como un sorbete inocente!

Sugiero diferentes cantidades de fruta según el nivel del plan que estés siguiendo, y únicamente con las comidas. Consulta la sección sobre **rotación de cosechas** y utiliza diversas frutas para obtener una variedad de nutrientes saludables durante las 6 semanas y después. **No es** *obligación* **consumir fruta.**

Para ser justo, la fruta no es la única fuente de fructosa. De hecho, siempre que veas la indicación fructosa en la etiqueta de cualquier alimento, es mejor ser consciente de los hechos. Me refiero aquí especialmente a la fruta, ante todo, porque tiene la reputación de ser de una bondad intocable, lo que simplemente no es correcto.

Jarabe de maíz con alto contenido de fructosa

Mientras estamos en este tema, es el momento lógico para mencionarlo. Aunque ningún alimento que se consuma una sola vez es inmediatamente nocivo, hay ciertas cosas que se acercan al límite de lo ridículo. **El jarabe de maíz con alto contenido de fructosa** es ridículo. ¡Este producto hace que la fruta parezca de nuevo un angelito!

Es un jarabe hecho de maíz (¡como es evidente!) y más de la *mitad* de sus calorías provienen de la fructosa. Conocido también como **Jarabe de Fructosa Glucosa** se utiliza actualmente en una enorme variedad de alimentos que incluyen sopas, yogures, panes, cereales y barras de cereales para el desayuno. Inclusive en los alimentos «naturistas».

Pero el sitio más importante donde se encuentran (¡sin

contar tu trasero!) es en los refrescos gaseosos, como las Colas, las limonadas y las bebidas energizantes. Les da una *dulzura extrema* y, como ya lo habrás adivinado, produce un absoluto *caos* en nuestro interior.

Sus calorías no son detectadas, impide que las otras calorías sean tenidas en cuenta (es decir, bloquea la capacidad del cerebro de enterarse de que te has saciado) y hace que tus músculos pierdan gran parte de su capacidad de absorber el exceso de carbohidratos. Si quieres perder grasa en poco tiempo, evítalas hasta donde te sea posible.

Sí, *hay* quienes no notarán *ninguna* diferencia si comen o no comen fruta, o inclusive si consumen una gran cantidad de jarabe de maíz con alto contenido de fructosa. Pero hay que tener genes afortunados o ser mentalmente fuerte para evitar comer en exceso si te haces amigo de la fructosa.

Sin importar qué tipo de persona seas, probablemente te será más fácil seguir el consejo que te doy aquí o, al menos, considerar la fruta como lo que es. Al igual que muchas cosas, la única forma de llegar a saber realmente cómo te afecta un determinado alimento es probándolo, y no dejar de prestarle atención a sus efectos.

Recomendaciones acerca del frutero

OLA – hasta 3 frutas por día (una con cada comida, pero lo ideal sería *evitarla* en la tercera comida).

RÁFAGA – hasta 2 frutas por día (una en la primera y otra en la segunda comida)

TERREMOTO – hasta 1 fruta por día (una en una comida)

La fruta debe siempre comerse al final de la comida para darle a la leptina la oportunidad de calcular el número de calorías que ya tienes almacenadas. De ser posible, deberá evitarse la fruta de la tercera comida para reducir la probabilidad de dañar tu medidor de combustible (la leptina) a una hora tan cercana al momento en que te dormirás.

Frutas con bajo contenido de fructosa (elige tres)

Aguacates, arándanos, toronjas, guayabas, limones, limas, piñas, ciruelas, fresas y tomates (¡éstos son fruta!).

Frutas con alto contenido de fructosa
(No las consumas con demasiada frecuencia)

Todas las frutas secas, incluyendo albaricoques, dátiles, higos, mangos, papayas, duraznos, peras, ciruelas, uvas pasas, procellas *Zante* (¡conocidas también como grosellas!).

Frutas con contenido mediano de fructosa (elige éstas
una vez que hayas llegado a tu figura corporal Ideal)

Cualquier fruta que no se haya mencionado en las dos primeras categorías probablemente corresponde a ésta. Durante tus 6 semanas, ensaya y elige frutas de la primera lista (¡si se puede llamar lista!) y otras que correspondan a esta categoría. Evita las otras hasta que estés súper delgado.

TEN EN CUENTA LO SIGUIENTE CUANDO SE TRATA DE ADELGAZAR...

ADM 6 La fruta es saludable porque contiene fibra y muchos nutrientes.

ADM 5 La fruta contiene también un azúcar simple conocida como fructosa.

ADM 4 La fructosa impide que la leptina nos ayude a controlar el apetito.

ADM 3 La fructosa reduce la capacidad de los músculos de absorber el exceso de carbohidratos.

ADM 2 Si las células grasas encapsulan los carbohidratos, aumentarás de peso.

ADM 1 Elige las frutas con menor contenido de fructosa, siempre que te sea posible.

¡ADM! ¡Consume hasta 3 porciones de fruta por día y sólo con las comidas!

Los carbohidratos resumidos

Espera, ¡las nueces no tienen carbohidratos! Demasiado tarde, ya lo escribí. Este es un capítulo corto para resumir todo lo que has aprendido o no has aprendido sobre los carbohidratos. El director de una editorial podría decir que este capítulo es repetitivo e innecesario. Y adivina qué, ¡sería un editor gordo y mediocre!

1. No tienen muchos carbohidratos

Al menos que te quede esto claro. Los carbohidratos producen insulina y la insulina impide que el organismo queme grasa. Entendido. Mantén bajos los carbohidratos durante 6 semanas. No cuentes los carbohidratos en los vegetales. Mantente por debajo de estos totales diarios, cuando puedas:

OLA – hasta **120** gramos por día
RÁFAGA – hasta **90** gramos por día
TERREMOTO – hasta **60** gramos por día

Si no sabes qué hacer y no estás seguro de cuántos carbohidratos tienen tus alimentos piensa en los «teléfonos». Es decir, dos iPhones o Blackberrys uno al lado del otro y otros dos encima. Es una guía de emergencia. No comas más. Y no te comas los teléfonos. Es más difícil escribir correos electrónicos que hablar por teléfono.

2. Evita los carbohidratos rápidos y furiosos

Los carbohidratos rápidos son los fáciles de comer. Te llevarán a excederte en tu límite diario propuesto. Los carbohidratos furiosos aumentan a niveles altísimos tu azúcar en la sangre. Llevan la insulina al máximo y esto bloquea la pérdida de grasa durante horas. Además, promueven la liberación de dopamina, lo que te convierte en una adicta a los carbohidratos.

Los carbohidratos líquidos son rápidos y furiosos, ¡derrámalos! Los carbohidratos bajos en fibra son fáciles de comer y digerir. Evítalos. Los alimentos que contienen azúcar y se encuentran en los tres primeros lugares de la lista de ingredientes de los empaques ¡no son ni siquiera alimentos! Evítalos. Si ves la terminación «osa» en los ingredientes, ¡no compres ese producto!

¡Bien hecho! Siempre hay otras cosas de dónde elegir, pero **si logras entender y aplicar los anteriores aspectos clave de los carbohidratos, habrás avanzado mucho en tu camino hacia llevar una buena vida en Delgadolandia.** Y adivina qué, si ya lo olvidaste…

TEN EN CUENTA LO SIGUIENTE CUANDO SE TRATA DE ADELGAZAR…

ADM 6 Las dietas con cero carbohidratos son basura, así como las dietas con carbohidratos normales.

ADM 5 Mantener bajos los carbohidratos permite que tu organismo queme grasa corporal durante el día.

ADM 4 Evita los carbohidratos furiosos que hacen que se exceda fácilmente el total de carbohidratos diarios.

ADM 3 Evita los carbohidratos furiosos que bloquean la pérdida de grasa y te hacen adicto a la comida.

ADM 2 Como regla general, no consumas más de cuatro iPhones o Blackberrys de carbohidratos.

ADM 1 No necesitas contar los carbohidratos en tus vegetales.

¡ADM! ¡Empieza intentando mantenerte por debajo de 120 gramos de carbohidratos en total!

Mentiras grandes y gordas

Nos hemos dejado obsesionar por la palabra «bajo». Precio bajo, bajo estrés, baja energía, son algunos de los bajos que nos entusiasman. Y después tenemos un «bajo» que parece ser más interesante que los demás: **bajo en grasa.** Para ser una frase tan corta, ¡la reacción que nos produce cuando la vemos es enorme!

Sin embargo, ¿tendremos razón al entusiasmarnos con este tipo específico de significado de bajo? ¡No! Entonces, ¿por qué nos sentimos felices cuando vemos que algo dice «bajo en grasa»? ¡Porque nos hemos dejado engañar! Los productores de alimentos que quieren ganar muchísimo dinero tienen dos herramientas: un mercadeo inteligente y una ciencia tonta. ¿Cómo así?

Durante la mayor parte de la historia de la humanidad, nunca odiamos ni evitamos la grasa en la dieta. Sólo la considerábamos como parte de nuestro alimento y nada más. Y durante *todo* ese tiempo, la mayoría de los humanos eran definitivamente delgados. La gorda dietética era sólo otra simpática estudiante en la escuela. ¡Gorda era la palabra para describir una muchacha bonita y agradable!

En esa época, las personas no eran flacas sólo porque «hacían más ejercicio físico». Los estudios demuestran que no había mucha diferencia en comparación con lo que vemos en la actualidad. Y si vamos a un gimnasio moderno, *puedes creerme*, veremos muchas personas fuertes y en buen estado físico, ¡que sin embargo están muy gordas!

Pero algo pasó en la década de 1960. Se incrementó el número de muertes por enfermedades cardiacas. Los científicos investigaron. Pronto decidieron que habían resuelto el problema. Estábamos consumiendo demasiada grasa. ¿La solución? Una bala de plata: eliminar la grasa en la dieta.

Pero **se equivocaron**. Al terminar la Segunda Guerra Mundial, quedaron muchas sustancias químicas dispersas por todas partes, sustancias químicas utilizadas normalmente para fabricar bombas y otros explosivos. Debido a la crisis de las economías, nadie quería desperdiciar nada.

Por consiguiente, esas sustancias químicas llegaron a manos de los agricultores, que se dieron cuenta de que si las agregaban a la tierra, sus cultivos crecían más rápido y más fuertes. Esto, mi brillante amiga, fue **el nacimiento de los fertilizantes**. Y, cielos, ¡fertilizamos plantaciones y plantaciones de carbohidratos!

En el período de la postguerra, cuando todos estaban en modalidad de disfrutar, consumimos más alimento que nunca antes. Al mismo tiempo, apareció el compañero espiritual de la comida: ¡la televisión a color! Y con la televisión vinieron los comerciales para vendernos cosas. ¿Adivina lo que compramos? Empieza con la letra «c».

Compramos pan, cereales, refrescos gaseosos, panecillos, tortas, «comidas congeladas para consumir mientras veíamos televisión» e incluso alimentos que no habíamos comido jamás (como arroz y frutas exóticas). La cantidad de carbohidratos en nuestras dietas ascendió de forma vertiginosa ¡y nunca volvió a bajar!

Los carbohidratos se veían tan atractivos, tan saludables, tan emocionantes y frescos. En esa época se hicieron algunos de los comerciales de alimentos más famosos de la historia.

Poco a poco, y en secreto, todos engordaban por la carga de carbohidratos y *eso* aumentó la enfermedad cardiaca.

En retrospectiva, podría decirse que los científicos hacían lo que era lógico y estaban bajo presión en su afán por encontrar al malo de la historia. Es posible. Pero, en realidad, las industrias de proteínas y carbohidratos tenían personas que las protegían. **Los gordos no tenían amigos.**

Entonces, sin nadie que la defendiera, la pobre y bien conocida grasa se convirtió en villana indeseable. Aún ahora, ¡la grasa sigue pagando un crimen que no cometió! Eso es injusto, puesto que hay cantidades de investigaciones recientes que demuestran que la grasa fue inocente desde el principio.

Mientras la ciencia nos sugirió que «*deberíamos* reducir la cantidad de grasa», con los comerciales de televisión que no dejaban de vendernos carbohidratos, pasó lo que tenía que pasar. **Llegó el término bajo en grasa.** Pero ¿cómo producen las compañías realmente un producto «bajo en grasa»? ¿Se limitaban simplemente a suprimir toda la grasa?

Eso parecería lógico. Pero no pueden *simplemente* eliminar la grasa. Si se van eliminando distintas cosas de nuestros empaques de alimentos, ¡quedarán reducidos a su más mínima expresión! Podría agregárseles de nuevo un poco de agua. Eso ayuda a que no se encojan y que pesen lo mismo, pero el exceso de agua tiende a diluir el sabor.

¿Qué les queda? Se podría agregar proteína. El problema está en que la proteína es costosa, no tiene larga vida en estante y realmente *impide* que los clientes coman en exceso. ¡Ninguna compañía que pretenda obtener utilidades quiere que eso suceda!

Queda una cosa. Eliminar la grasa y reemplazarla con carbohidratos. El cultivo de los carbohidratos no es costoso (la razón de que esto sea así se debe al descubrimiento accidental de los fertilizantes, por el cual se puede culpar a la Segunda Guerra Mundial), los carbohidratos tienen una larga vida en estante y, esto es lo mejor de todo: son muy, pero muy, adictivos.

Comerciante en carbohidratos

Los carbohidratos son los diamantes del alimento de la naturaleza y no quiero decir que sean ¡el mejor amigo de la mujer! Quiero decir que son escasos. Dado que son algo que nos produce un gusto especial, cuando los comemos, desencadenan la liberación de una sustancia química en el cerebro que nos produce bienestar. La dopamina. *Hola,* sí, ya nos conocemos.

Esto es lo más cerca que llegamos a una travesura de la Madre Naturaleza. Alrededor del mundo, dispersó mínimas cantidades de sustancias adictivas muy similares a las drogas. Y a estas drogas las llamamos *carbohidratos.* Vaya, vaya, ¡cómo se escaparon los carbohidratos de la campaña de no a las drogas!

En pequeñas cantidades, y en el momento correcto, los carbohidratos no tienen ningún problema. Desafortunadamente, debido a que nos hemos vuelto tan expertos en hacerlos a inmensa escala, nos hemos convertido en sus víctimas. ¡Somos los adictos a los carbohidratos y los fabricantes de alimentos son comerciantes de carbohidratos!

Mírame, me he olvidado de nuestra vieja amiga, la grasa. Aunque pueda verse grasosa, ser babosa al tacto y saber a grasa, la grasa no es una villana. **Si consumes una dieta baja en carbohidratos, la grasa de tu plato se utiliza principalmente como fuente de energía.** Lo digo en serio. Palabra de honor de Scout.

Si te obsesionas por evitar la grasa en tus alimentos, automáticamente elegirás alimentos con alto contenido de carbohidratos. Éstos *te* engordarán. Casi todos los productos alimenticios modernos que se anuncian como «bajos en grasa», tendrán un contenido muy alto en carbohidratos.

A partir de hoy, saca de tu cabeza la idea de los productos «bajos en grasa». Los peores tienden a ser aquellos que se anuncian como «99% libres de grasa», o algo así. Si uno ve *esos* porcentajes tan altos, quiere decir que *deben* tener un alto porcentaje de algo más. ¡Correcto!

De hecho, algunos de esos alimentos «99% libres de grasa» ¡tienen un porcentaje de carbohidratos cercano al 99%! Y eso es un «logro» increíble de la ciencia moderna. En la naturaleza, prácticamente no existen esas cifras. **La mayoría de nuestros alimentos bajos en grasa son, sencillamente, no naturales.**

El verdadero villano es Peter Pan

Hay un tipo de grasa que *sí* es mala. No la encontramos en la naturaleza, pero se encuentra en los supermercados y en las tiendas. Se llama **grasa trans** (sólo imagínate el país de Drácula, *Transilvania*). Esta grasa, conocida también como **grasa hidrogenada,** se puede encontrar merodeando en productos horneados como tortas y panecillos.

Antes de que se inventara, solíamos hacer panecillos y

otros alimentos similares con mantequilla u otras grasas animales. El problema con estas grasas era que no se mantenían frescas. Después de unas semanas en el estante, las grasas naturales tienden a reaccionar con el aire y se vuelven rancias.

Por lo tanto, gracias a algunos molestos científicos, tuvimos una «solución» malvada. Se dieron cuenta de que al prensar semillas vegetales para sacarles el aceite y disparándole a ese aceite átomos de hidrógeno, podían crear una grasa moderna, que no se descompone. ¡Grasas *Peter Pan*!

Estas grasas pueden causar problemas cardiacos, probablemente afectan la insulina y pueden, inclusive, aumentar la frecuencia de algunos cánceres. La OMS (Organización Mundial de la Salud) recomienda que obtengamos un máximo del 1% de nuestras calorías de esas grasas.

En otras palabras, *no* las consumas. El 1% se debe a que la OMS se dio cuenta de que estas grasa se esconden en todas partes y es poco probable poderlas eliminar por completo. He visto la investigación y recomiendo lo siguiente: **evitar totalmente las grasas trans/hidrogenadas si las detectas.**

Aparecen en la lista de ingredientes que se incluyen en los empaques de estos alimentos en la mayoría de los países, y si las ves, *huye*. No le hacen el menor bien al cuerpo humano y siempre habrá una versión alternativa, del alimento que quieres, que *no* las contenga. ¡Evita a *Peter Pan* de inmediato!

¡Las grasas phat!

Las grasas han tenido un recorrido accidentado en esta sección. Hemos visto que han sido acusadas de un crimen que no cometieron, y que han estado presas desde la década de

1960. Y hemos visto que, los verdaderos villanos, los carbohidratos, tienen plena libertad para andar sueltos por las calles (nuestras gargantas).

Hemos descubierto que si te mantienes generalmente en una dieta baja en carbohidratos, la grasa que consumas en la dieta será utilizada simplemente como fuente de energía. Y, por último, hemos visto que hay una grasa, la grasa *Peter Pan* que no envejece nunca, que es tóxica y que debe ser sentenciada a muerte.

Hay algo más en relación con la historia de las grasas. ¡Se trata de las grasas benéficas! Son dos hermanas gordas importantes para nuestra salud y nos pueden ayudar realmente a *perder* grasa corporal. Estas grasas son tan útiles que podríamos llegar a llamarlas *esenciales*. Y aquí las tienes.

No salgas de tu casa sin estas grasas

En realidad se llaman **grasas esenciales,** debido a que si no las consumes, morirás. Pero, ¿por qué? Nuestros cerebros, que se componen principalmente de grasa, están hechos de estas grasas, al igual que las paredes de millones de nuestras células. ¿Sin cerebro no hay células? ¡La respuesta es evidente!

Estas grasas también reducen la inflamación en el cuerpo, ayudan a un buen desarrollo de la visión y pueden inclusive aumentar la inteligencia. Puedo verte asintiendo con la cabeza a todo esto y, deseando en secreto poder gritar «sí, qué bien, ¿pero mejorarán mi figura?».

La sustancia química sensible a la grasa

Sí. Tienen dos excelentes efectos. En primer lugar, se aseguran de que la insulina funcione debidamente. Y lo hacen al hacer que tus células musculares (miocitos), funcionen bien *con* la insulina, de modo que absorben cualquier exceso de carbohidratos en la sangre.

Esto **mejora la sensibilidad de la insulina.** Imagina lo siguiente. Si llegan los carbohidratos a la puerta de un músculo y éste no es amable (es decir, no es sensible), los carbohidratos se molestarán y se irán de visita a las puertas de tu grasa. Allí, *los recibirán* con mucha amabilidad y dirán: «Siempre hay más espacio en la *Posada de la Grasa,* ¡adelante!».

Si continúas llenando de carbohidratos tus células grasas y les permites salirse con la suya, engordarás muy rápidamente. En la situación ideal, necesitas que cualesquiera carbohidratos que hayan quedado, floten por ahí y *entren* a los músculos, donde serán almacenados transitoriamente hasta que se utilicen. **Las grasas esenciales hacen que tus músculos se vean atractivos.** Consúmelas.

El mensajero gordo

Hay una segunda forma en la que estas grasas esenciales pueden ayudar, y tiene que ver con el apetito. ¿Recuerdas la leptina? Es la sustancia química que te indica cuando has comido suficiente. Bien, las grasas esenciales se aseguran de que la leptina pueda llegar al cerebro. Las grasas esenciales escoltan a la leptina a su trabajo cada día.

Quienes consumen dietas altas en carbohidratos

tienden a tener bajos niveles de grasas esenciales. Por esta razón, su leptina (la principal sustancia química que les indica que deben dejar de comer) no funciona. Ahora comprendes por qué las grasas esenciales son esenciales si quieres lograr algunos ADM.

Conviene consumir grasas esenciales con la mayor frecuencia posible. Esto puede ser difícil, ya que no se encuentran comúnmente en el suministro alimenticio. Se encuentran en el pescado y en algunos aceites vegetales (también en los suplementos). Las mujeres saben muy bien cómo utilizar estas dos fuentes.

Estas dos grasas se llaman **omega 3** y **omega 6.** Solo necesitas pequeñas cantidades de cada una. Hablo de la cantidad que cabría en una cuchara. Si comes pescado dos veces a la semana, eso será suficiente. Los pescados más grasos, como el salmón y la trucha, contienen mega omegas.

Si detestas el pescado o si lo quieres tanto que no eres capaz de matarlo, puedes obtener grasas esenciales de los aceites vegetales. **El aceite de linaza** tiene cantidades aceptables. Y si no puedes tragarte un aceite muy resbaloso, lo puedes conseguir en cápsulas en las tiendas naturistas (los hay tanto de pescado como de vegetales).

Estas grasas tipo omega realmente valen la pena. Tienen beneficios especiales que apenas *comenzamos* a descubrir. Si no te convencen estas ideas, tal vez debes darles una oportunidad durante estas 6 semanas.

Si comes ácidos esenciales en la dieta, por ejemplo, pescado, éstos pueden actuar también como fuente de proteína. Una de las razones por las cuales el pescado es generalmente un buen alimento es que contiene esos dos nutrientes, grasas esenciales y proteína esencial, no contiene mucho más.

Fuentes alimenticias de grasas esenciales
(Debes consumirlas unas dos veces por semana)

Salmón
Trucha
Verdel
Sardinas
Atún

Aceites que contienen grasas esenciales
(Debes consumirlos unas dos veces al día)

Aceite de linaza (una cucharada)

Otras fuentes de aceites esenciales
(Debes consumirlas una vez por día)

Cápsulas de aceite de pescado
(1 o 2 gramos de aceite de pescado por día)

No excedas la dosis de 2 gramos por día porque puede debilitar tu sistema inmune y puedes enfermarte. Y si estás enfermo, te darán alimentos para consentirte ¡y te aburrirás y engordarás!

Cápsulas vegetarianas de *algas*:

DHA – 200 mg o más, una vez por día
EPA – 100 mg o más, una vez por día

(La DHA y la EPA se encuentran generalmente juntas, de manera que puedes consumir aproximadamente estas cantidades).

Espero que ahora te hayas hecho más amigo de las grasas en la dieta. No te asustes, no te obsesiones con eso. **Nunca cuentes las calorías ni el porcentaje de grasa.** Está en los alimentos naturales y si no estás consumiendo altas cantidades de carbohidratos, la grasa se utilizará como energía. Puedes creerme.

Espero que seas súper cauteloso con los alimentos «bajos en grasa». Debes darte cuenta que por lo general están repletos de carbohidratos y son, probablemente, absolutamente no naturales. Este capítulo requiere muchísima fe para creerlo. Dale una oportunidad y verás los resultados por ti mismo.

TEN EN CUENTA LO SIGUIENTE CUANDO SE TRATA DE ADELGAZAR...

ADM 6 Consumir grasa en la dieta no te engordará.

ADM 5 Hace años todo el mundo consumía mucha más grasa en la dieta y, en general, la gente era mucho más delgada.

ADM 4 La grasa sólo tiene mala reputación debido a un error científico de los años sesenta.

ADM 3 Puedes encontrar grasas esenciales (en el pescado, en los suplementos o en los aceites) y debes consumirlos con frecuencia.

ADM 2 Evita las grasas *Peter Pan* por completo (son las grasas trans o hidrogenadas).

ADM 1 Los alimentos bajos en grasa no tienen sentido y tienen demasiados carbohidratos que te engordarán.

¡ADM! ¡Deja de obsesionarte con las grasas en la dieta!

Sal de cacería y espera

Si eres mujer, no eres cazadora. En la prehistoria, los hombres eran los cazadores. Todos grandes y machos. La mujer arreglaba la cueva para que se viera linda y naturalmente cocinaba para los hombres cuando llegaban después de largos días de cacería, ¿correcto?

¿Habrías esperado realmente con paciencia en una cueva oscura y húmeda todo el día, aún si hubiera sido hace cien mil años? ¡NO! Supongo y mi suposición es tan válida como lo habría sido la del habitante de la cueva, que hubieras salido de la cueva a hacer *algo*.

A tu cuerpo no le importa si usas o no lápiz labial ¡sólo le importa que te muevas! La grasa no es algo natural de la mujer. La grasa es algo humano. En realidad, ¡la grasa es algo humano *moderno*! En la antigüedad, los humanos jamás habrían vivido como lo hacemos ahora.

Al principio, hablamos de la importancia de moverse como la *primera cosa* que hacemos en la mañana. Hacer que los músculos funcionen (después de un largo período de sueño) literalmente derrite la grasa. Ese primer período de movimiento, **PPM 1,** es *crucial*. Pero hay algo más.

Debes volver a cazar, cazar y cazar

Si comes tres veces al día hay dos brechas más entre las comidas. Hay una después de tu segunda comida y una antes de tu cena. Debes recordar que **durante estos períodos largos es cuando el cuerpo quema grasa.** Por lo tanto, ¿podemos usar estas dos brechas?

¡Definitivamente sí! De hecho, no sería natural no hacerlo. Ahora bien, no tendría sentido que te movieras de un lado a otro *sólo* después de comer. Cuando llega el alimento, tu organismo no permitirá la quema de grasa. Simplemente no le ve el objetivo y, además, esto arruina la digestión.

Pero *unas horas después* de haber comido, tu azúcar en sangre habrá llegado a un límite muy bajo. **En este momento tu cuerpo está listo para más movimiento.** Así quemas algo de grasa corporal de inmediato, pero aún esto no es tan importante comparado con otro beneficio.

Indicarle a los carbohidratos a dónde deben Ir

Cuando consumimos carbohidratos, se convierten en glucosa. Esta flota en la sangre esperando a los que la van a captar. Tu cerebro utiliza un poco, encantado. Así es, piensa en quemar calorías, pero hay un límite, ¡por lo tanto no debes suponer que basta con pensar para adelgazar!

Una vez que el cerebro ha tomado suficiente glucosa, ¿qué ocurre con el resto? Sigue flotando, esperando a ver si alguien la necesita. Es como un vendedor de perros calientes en un estadio de fútbol. Flota y flota.

Pero los carbohidratos no pueden flotar por ahí para siempre. Bajar por las empinadas escaleras del estadio es peligroso, y también es peligroso tener un exceso de glucosa en la sangre. Tu cuerpo debe decidir. *Esta* es la decisión que ayuda a que algunas personas adelgacen y otras engorden.

Los carbohidratos flotantes tienen que encontrar un nuevo

hogar, sin demora. Pueden elegir entre dos tipos de hogares. Las células musculares, o miocitos, donde los carbohidratos se almacenan y pueden utilizarse fácilmente después; o las células grasas, donde los carbohidratos se convierten en grasa y, a veces, ¡no se usan nunca!

No subestimes esto. Es posible que sea la razón principal por la cual algunos parecen poder comer «de todo» y *sin embargo* no engordan. Eliminan naturalmente cualesquiera carbohidratos sobrantes, almacenándolos temporalmente en los músculos. Tú puedes hacer lo mismo si imitas exactamente lo que hacen los cuerpos de esas otras personas.

¿Cómo? ¡Nos convertimos en el pastor de los carbohidratos sobrantes! En realidad es muy simple, lo único que tenemos que hacer es *movernos*. **El movimiento hace que las superficies de los músculos tengan más capacidad de absorber los carbohidratos.** Si quieres decirlo de otra forma, el movimiento convierte a los músculos en esponjas *muy* secas.

Cuando se ha obligado al cuerpo a moverse, la hormona insulina funciona en forma magnífica, y ayuda a los músculos a absorber el exceso de carbohidratos como una aspiradora *Dyson* en un desierto polvoriento.

Eso es lo que queremos. Pero, ¿qué ocurre si no te mueves *en absoluto* y consumes carbohidratos en exceso? Aunque no quisiéramos que así fuera, las superficies de las células grasas siempre son como una esponja seca y están siempre dispuestas a engordar más. ¿Por qué? ¡Porque a nuestros genes les preocupan *siempre* la posibilidad de quedarse sin alimento!

La única forma de derrotar la paranoia de nuestro organismo es movernos. Esto le envía al cuerpo un mensaje: «Oye, ¡soy una persona física y voy a utilizar pronto estos carbohidratos, entonces *no te atrevas* engordarme!». **El movi-**

miento hace que las células musculares tengan *mayor capacidad* que las células grasas para absorber los carbohidratos.

Todo este proceso es lo que yo llamo **ir de cacería.** El movimiento equivale a tu cuerpo allá en el ambiente primitivo, buscando alimento. Nuestros genes pueden tener 2 millones de años, ¡pero no se les ha olvidado de dónde vienen! **Tú sales de cacería y el cuerpo *revive su origen.***

Espera un momento

Entonces, el movimiento realmente cambia la situación de esas avaras células grasas y les impide absorber los carbohidratos y, por lo tanto, les impide hacerse más gordas. Pero la situación mejora aún más. Lo único que tienes que hacer es **esperar** un minuto. Bien, en realidad, debes esperar unos cuantos minutos.

Después de moverte, tu cuerpo está ahí sentado ¡listo para dar buen uso a una tajada de pan extra que simplemente *no pudiste* resistir! Pero el pan no aparece. El cuerpo está confundido. Está pensando: «Si salimos de cacería, ¡sin duda atraparemos algo!».

Entre más esperes, más será el pánico de tu organismo. Es posible que piense que tus compañeros cazadores se han robado cualquiera que fuera la presa que cazaste (un león, un dinosaurio, un plato de pasta). Y en este pánico ¡ocurre algo mágico! Decide, en un segundo, que ayudará a tus músculos.

Entre más tiempo esperes después de moverte, más tiempo quemará grasa tu cuerpo y más tiempo permanecerá tu organismo en pánico. Supone que cualquier carbohidrato sobrante que tu cerebro no desee debe almacenarse en el músculo para tener energía que te permita salir de nuevo de cacería.

Logra esto activando todo tipo de **enzimas** (sustancias químicas que aceleran un proceso). En este caso incrementa una enzima que te ayuda a traer los carbohidratos sobrantes hacia el músculo. Es algo que se conoce como **sintetasa glucógena**. Los nombres son para las lápidas, ¡así que olvídalo!

Todo lo que tienes que saber es que esperar después de la «cacería» hace que tu cuerpo funcione a tu favor. Al mismo tiempo, nuestra vieja amiga la insulina también anda por ahí, desesperada por sacar alimento de la sangre y llevarlo a las células que lo necesitan con más urgencia.

Parte de ti puede estar pensando que es bueno esperar horas y horas. En absoluto. Si no le das alimento a tu cuerpo por *demasiado* tiempo, es posible que empiece a comerte. No entres en pánico, no se trata de que simplemente estés ahí parado ¡y te disuelvas como la bruja de la película *El mago de Oz!*

Sin embargo, sentir hambre hace que el músculo se descomponga. Es como si les sacaran pequeñas tajadas que fuera a dar a tu hígado, que con mucha reticencia las convierte en energía. **Perder músculo en esta forma te debilitará y te hará más lento.** Es la forma en la que tu cuerpo evita que hagas más diabluras.

Entonces, tenemos que ir de **cacería** (movernos) y tenemos que **esperar** (¡esperar!) *un rato*. La pregunta es: ¿Qué tanto debemos hacer de cada una de estas dos cosas? Quince minutos es el tiempo mínimo que hay que esperar para salir de «cacería» (moverse). Esto obliga a tu cuerpo a estar alerta.

Y aproximadamente 15 minutos es el tiempo mínimo que se necesita para «mantener el medidor en movimiento» (esperar). Esto obliga a tu cuerpo a activar las enzimas que promoverán la asimilación de los carbohidratos por parte de los músculos después de una comida (¡y evitar que esas arrogantes células grasas se sientan a sus anchas!).

Cómo utilizar tus PPM

Todos podemos beneficiarnos de los cambios químicos que se producen con este truco de salir de cacería y esperar. Aquí tienen los tiempos mínimos para cada grupo. Todos comparten el último PPM antes de una comida, el **PPM 3.** Un período de 15 minutos de cacería *seguido de* un período de 15 minutos de espera.

La mejor forma de hacer que estas sesiones funcionen es elegir un momento en el que sea fácil cumplir estos tiempos. Para la mayoría, eso no significa ir a un gimnasio. Podrías utilizar algunas cosas para hacer gimnasia en casa, si lo deseas, pero, inclusive, una simple caminata a paso rápido es perfecta.

Ola

PPM 2 (antes de la segunda comida) 15 minutos de cacería, 15 minutos de espera

PPM 3 (antes de la tercera comida) 15 minutos de cacería, 15 minutos de espera

Ráfaga

PPM 2 (antes de la segunda comida) 15 minutos de cacería, 30 minutos de espera

PPM 3 (antes de la tercera comida) 15 minutos de
cacería, 15 minutos de espera

Terremoto

PPM 2 (antes de la segunda comida) 30 minutos de
cacería, 30 minutos de espera
PPM 3 (antes de la tercera comida) 15 minutos de
cacería, 15 minutos de espera

Debes ser consciente de que **el tiempo de cacería y el
tiempo de espera son igualmente importantes.** Cada
uno obliga a tu cuerpo a cambiar la forma como ha respondido al alimento en el pasado. Al cabo de una semana de
hacerlo, toda la *graduación química* de tu cuerpo se reforzará.

Ahora bien, no te estoy dando permiso de asaltar el refrigerador, pero estos pequeños cambios de horario ayudan a
que tu cuerpo funcione en la forma para la que estaba originalmente diseñado. **Salir de cacería y esperar son parte de
tu ADN antiguo,** y aprovechar esto representará ciertos
cambios físicos realmente deseables.

El total de calorías utilizados en estas sesiones *no es* lo más
importante, aunque quemar calorías siempre ayuda. Es realmente la programación exclusiva lo que hace que el reloj químico y biológico de tu cuerpo retroceda 2 millones de
cumpleaños.

Entonces, si fueras a practicar tu PPM 1, tu PPM 2 y tu
PPM 3 como si se tratara de una enorme sesión de ejercicio,
el efecto no sería tan bueno como si los divides en tres. Quemarías la misma cantidad de calorías, pero los cambios de tu
bioquímica no serían tan fuertes.

Además, **para muchos que eligen sus peores alimen-**

tos en la noche, el PPM 3 es un salvavidas. Le da a tu cuerpo una oportunidad de luchar por extraer nutrientes y enviar cualquier cosa que no haya sido utilizada al lugar correcto (los carbohidratos a las células musculares y no a las células grasas).

Corre Forrest, corre

Cualquier forma de cacería (movimiento) te ayudará a perder peso. En la sección sobre movimiento me referí a cómo programar tus sesiones. Para la mayoría, el PPM 1 en la mañana tiene que ser apenas el tiempo programado, y luego la espera.

La primera sesión también se hace mejor con alguna forma de movimiento que tenga que ver con la mayor cantidad de músculos posibles, de manera que, después del sueño, puedas quemar el máximo de calorías. Pero, para las otras dos sesiones rápidas conviene que sean un poco más tranquilas. ¿Cómo?

Encontrando formas de moverte que realmente disfrutes, hasta el punto de que ni siquiera te des cuenta de que las estás haciendo. Hacer que este período de movimiento sea distinto al de la mañana, significa que la probabilidad de que te aburras será menor. Recuerda, **el movimiento *es* lo que *es.***

A medida que adelgazas, tal vez notes que tienes una nueva energía que nunca pensaste que podrías tener. Si te entusiasma este descubrimiento y si quieres usar esa energía, ¡no te contengas! Para algunos, esto podría significar una forma de movimiento más intensa.

Es frecuente que en la tarde, o en las primeras horas de la noche, el cuerpo esté mucho más caliente que en las primeras horas del día. Nuestros pulmones pueden llenarse de aire con más facilidad en las últimas horas del día. Es posible que tu PPM 1 se sienta como si todo tu sistema se calentara. Hay una sensación de *soltura de movimientos*.

Por lo tanto, si sales y vas a distintos sitios y sientes una energía adicional extraña, ¡úsala! Es simplemente que tu cuerpo se está adaptando a tus nuevas exigencias. Siempre que sientas esa energía, *¡corre Forrest corre!* **No «ahorres» jamás la energía.**

TEN EN CUENTA LO SIGUIENTE CUANDO SE TRATA DE ADELGAZAR...

ADM 6 Tu cuerpo está diseñado para salir de cacería y esperar antes de comer.

ADM 5 Las sesiones de movimiento hacen que los músculos absorban mejor el exceso de carbohidratos.

ADM 4 Esperar después de las sesiones de movimiento incrementa las sustancias químicas adicionales para ayudar a que esto ocurra.

ADM 3 Las sesiones de movimiento no dan resultado sólo porque quemas calorías al hacerlas.

ADM 2 Incluso apenas 15 minutos de cacería y de espera despertarán tu antiguo ADN.

ADM 1 Todas las sesiones de cacería y espera son igualmente importantes.

¡ADM! ¡Primero y principal, ¡asegúrate de salir de cacería y esperar antes de cualquier comida!

Conviértete en una persona heavy metal

¿Qué sabes de levantar pesas? Tal vez que esas mujeres con grandes músculos lo hacen, que disfrutas verlas cuando lo hacen y que si tú lo hicieras ¿te convertirías en una? ¡*Incorrecto*, incorrecto e incorrecto! Si realmente quieres recibir esas *reacciones de ADM*, **tienes que levantar pesas.**

¿Por qué? Voy a darte al menos cinco buenas razones principales. Si ya has decidido que *no necesitas* levantar pesas, ¡cambia tu decisión! Podrás llegar a tener un excelente cuerpo sin las pesas. Pero jamás será un cuerpo *fantástico*. ¿Qué prefieres?

Aumentar de talla, bajar de talla

Hacer pesas va a ayudarte a bajar de talla, en términos generales. No suena muy probable, pero es cierto. Es posible que estés leyendo esto y estés pensando: «He intentado levantar pesas, y sólo he aumentado de talla». Tal vez haya sido así, pero eso es sólo al principio. ¿Cómo así?

Cuando se utilizan por primera vez las pesas, se desarrolla una *mínima* cantidad de músculo de manera muy *rápida*. No lo suficiente para verte como una gimnasta olímpica, pero lo suficiente para notar la diferencia. Al mismo tiempo, no se pierde grasa corporal tan rápido (debido a una dieta equivocada). Entonces, ¡se aumenta de talla!

Esta es una ilusión transitoria. Imagina que miras tu

cuerpo como si tú estuvieras directamente arriba de él. Mira el núcleo de tus piernas. Huesos. Alrededor de los huesos hay músculos, y luego grasa y luego piel. Si los músculos aumentan ligeramente de tamaño, empujan todo lo demás hacia afuera y te hacen pensar que todo ha crecido *mucho más* de lo que ha aumentado en realidad.

Dejar de levantar pesas es un error. Los músculos son los que te ayudan a *adelgazar* y *mantenerte* delgado, sin tener que matarte de hambre. Aunque aumentes rápidamente tu masa muscular, debes tener en cuenta que el aumento de volumen se irá haciendo cada vez más lento. En forma dramática.

Por lo tanto, ¿cuál es, a fin de cuentas, el gran problema con los músculos? Deja que te hable primero de las reservas de grasa corporal. Éstas son perezosas. ¡Se quedan ahí sentadas en el porche! La grasa corporal acumulada no quema calorías. **La grasa corporal *está* compuesta de calorías.**

En cambio, tus músculos son distintos. Son como un grupo de niños inquietos, que siempre buscan atención. Y con esto, quiero decir que *necesitan* calorías. El siguiente es un enunciado evidente: no puedes moverte sin que se mueva un músculo, y los músculos funcionan con calorías.

Otro enunciado obvio es que: si tienes más masa muscular, quemarás más calorías. La ciencia calcula que cada libra de músculo quema aproximadamente 50 calorías al día. Sin embargo, toda esta «nueva» ciencia está compuesta de viejas noticias, y pasa por alto lo realmente importante (en especial en lo que se refiere a las jóvenes).

¿Por qué? Porque eso es lo que no hacemos. ¡Teoría! Más cantidad de músculo *quemaría* más calorías. Pero eso es considerándolo desde un punto de vista totalmente equivocado. Científicos, si están leyendo este libro a escondidas, ¡sean tan sabios como las lechuzas y miren a todos lados como lo hago yo!

No es muy probable que las mujeres desarrollen gran cantidad de músculo. Las revistas, los libros y las publicaciones científicas están llenos de consejos bien intencionados pero tontos acerca del desarrollo de músculos en las jóvenes. La mayoría de las jóvenes simplemente no desarrollan músculos. Sin embargo, **la mayoría de las jóvenes sí *pierden* mucha masa muscular con las dietas.** Científicos, ya pueden rotar otra vez sus cabezas en sentido contrario.

Los horrores de 28 días después

De hecho, en casi todos los cambios de dieta, perdemos músculo. Cada libra de músculo que perdemos equivale a 50 calorías menos con las cuales jugar. «¿Cincuenta calorías?». ¡Debe estar bromeando! ¿Qué pasaría si perdiéramos 5 libras de músculo? Eso es lo que algunas personas pierden todo el tiempo.

Esto reduce el metabolismo en 5 lotes de 50 calorías o 250 calorías por día. Veintiocho días después, se habrían quemado 7.000 calorías *menos*. Lo suficiente para aumentar 2 libras. Esta es la aterradora verdad tras lo que hace que quienes siguen una dieta lleguen a una *meseta* (una forma elegante de decir que ¡la pesa deja de ser amigable!).

Sólo llegamos a una meseta si estamos haciendo algo mal. Para la mayoría, **una dieta sólo deja de funcionar si los principios básicos se incumplen o se ignoran.** Perder músculo es algo que muchos de quienes hacen dieta ignoran, algo que ni siquiera tienen en cuenta.

Cada onza de músculo que se pierda reduce la capacidad de quemar calorías. Y es también algo que asusta al organismo. ¡Literalmente, necesitamos músculos para movernos por este mundo! Si el cuerpo detecta pérdida muscular, hace que todo funcione más despacio para salvarse.

La mayoría de los cambios de dieta nos hacen perder músculo. Esto es malo. Los músculos son nuestros amigos porque nos ayudan a utilizar debidamente los alimentos. No hay que perder los amigos ¡tienes que hacer pesas!

Entonces, aunque es poco probable que llegues a convertirte en una luchadora profesional, ¡debes entrenarte como si fueras una de ellas! **Tu objetivo es mantener la masa muscular mientras haces dieta y,** por consiguiente, mantener tu metabolismo funcionando al máximo. Esto requiere muy poco esfuerzo y vale la pena.

Sé firme

Una vez que comiences a perder grasa corporal comenzarás a verte *más* firme. Y eso sucede porque estás perdiendo grasa y estás permitiendo que la piel se encoja acercándose a tus músculos. Sin embargo, lo cierto es que tus músculos en sí mismos no han cambiado tanto.

Al aumentar la cantidad de movimiento diario, algunos de tus músculos se harán un poco más firmes, aunque no demasiado. Jamás llegarán a adquirir la misma firmeza que adquieren cuando haces pesas. **Practicar pesas hace que los músculos se hagan más firmes** ¡a la vista *y* a los apretones!

Conviértete en un ser irrompible

Cuando volvieron del espacio los primeros astronautas, jamás esperaron sentirse como lo hicieron. Después de desembarcar de su nave espacial, se colapsaron. ¡No fue sólo de felicidad! Estos hombres en un excelente estado físico habían llegado a un estado de debilidad extrema simplemente por pasar unas vacaciones en el espacio. ¿Por qué?

A diferencia de la Tierra, el espacio no tiene fuerza de gravedad. Piensa en la fuerza de gravedad como una presión que te empuja hacia abajo. Literalmente, como alguien que ejerciera presión sobre tus hombros. O, si lo prefieres, ¡es lo que te impide saltar por encima de los rascacielos!

Haber estado en la Luna hizo que los músculos y huesos de los astronautas se adaptaran a su nuevo entorno. Se *debilitaron*. La forma más fácil de replicar lo que ocurre en el espacio es acostarse en la cama, sin hacer nada. Así es exactamente como la NASA prueba a sus pilotos espaciales ¡para ver hasta qué punto pueden soportar la ausencia de gravedad!

Cuando haces dieta y reduces tu peso corporal, tus músculos y huesos tendrán menos razón para permanecer fuertes. Es por esto que, quienes pesan menos, suelen tener más debilidad ósea y muscular que las personas más pesadas. Y muy pronto ¡*serás* más liviana!

El entrenamiento con levantamiento de pesas pone a los huesos bajo presión en forma artificial y, como resultado, los fortalece. No te preocupes ¡los músculos no crecen hacia afuera! Se hacen más fuertes en su interior. Mantener fuertes tus huesos te ayudará durante toda la vida y te protegerá contra las lesiones.

Forja tu destino

Al momento de nacer, y quiero decir ocho meses *antes* de salir al planeta, se decide cuál ha de ser tu forma básica. Esto significa que tus genes tienen un plan. Ese plan contiene la longitud de tus huesos y la ubicación de todas tus células grasas y musculares.

Pero eso es sólo el comienzo. **Con el levantamiento de pesas, puedes cambiar realmente tu figura.** No puedes cambiar completamente tus proporciones, pero definitivamente puedes hacer que todo se vea más equilibrado. Y eso hace que cualquiera se vea mejor.

Pastorear los carbohidratos

Cuando consumes carbohidratos en exceso, creas problemas. Demasiados carbohidratos flotando en el torrente sanguíneo, representan un riesgo. Por esta razón, tu cuerpo libera insulina para encargarse del exceso y ubicarlo en un lugar seguro. ¡Sé que eso ya lo sabes! Hay dos lugares seguros.

Las células *musculares* y las células *grasas*. Si tus músculos funcionan como se supone que deben hacerlo, van a absorber la mayor parte de los carbohidratos y los utilizarán en poco tiempo. Pero si tus músculos no funcionan bien y los carbohidratos flotan hacia las células grasas, allí se convertirán en más grasa corporal.

Es evidente que queremos que los carbohidratos se unan a las células musculares. Cualquier forma de movimiento ayuda a este proceso, pero levantar pesas es lo mejor. **El ejercicio de levantar pesas hace que tus músculos incre-**

menten su capacidad de absorber todo el excedente de carbohidratos.

Ahora ya tienes razones suficientes para empezar tu entrenamiento de levantar pesas. Todas estas razones mejorarán tus probabilidades de tener un cuerpo sorprendente. **Si no te preocupan los beneficios para tu salud, levantar pesas hace que sigas perdiendo grasa corporal.** ¿Te convencí? ¡Excelente! Así es como puedes hacerlo.

¿Con cuánta frecuencia hay que practicar el levantamiento de pesas?

Primero, las buenas noticias, especialmente si todavía te aterra la idea de levantar pesas: **Sólo necesitas entrenar tus músculos con pesas al menos una vez cada 10 días.** ¡Eso es todo! Puede parecerte extraño, pero eso basta para obtener resultados.

Las revistas y los libros suelen decirnos que hagamos complejas rutinas de levantamiento de pesas tres o más veces *por semana*. **Eso no es necesario.** Tienes que hacer levantamiento de pesas para proteger tus músculos y evitar que se encojan. Y para eso basta levantar pesas tres veces *al mes*.

Hacer esto sólo requiere determinar qué *tanto* te entrenes, no con cuánta frecuencia lo hagas. Si te entrenas con esfuerzo, al menos una vez cada diez días, le estarás diciendo a tu cuerpo: «Necesito mantener mis músculos». Y eso es lo que tu cuerpo hace por ti. Entonces, ¿*qué esfuerzo* de entrenamiento es esfuerzo suficiente?

¿Qué tanto hay que entrenar con las pesas?

Esto es importante. Se han escrito muchísimos artículos con fotografías muy simpáticas de muchachas que sostienen latas de fríjoles al horno, como pesas manuales. Esto únicamente le indicará a tu cuerpo que aprenda a conseguir buenas latas de fríjoles que sirvan de mancuernas, ¡y eso difiere muy poco de lo que se hace a diario!

Ya te habrás dado cuenta de que **las pesas no te llenarán de músculos protuberantes,** así que puedes comenzar a entrenar con fuerza. Si se trata de levantar pesas, entrenar con fuerza es algo que no se puede hacer más de diez veces.

De nuevo, los medios tienden a ser un poco engañosos cuando se trata de recomendar el número ideal de repeticiones (su abreviatura es *reps*). Generalmente recomiendan hacer 15 o 20 o aún más número de ejercicios. ¡Y eso es absolutamente tonto!

Si puedes levantar algo veinte veces, *debe* ser muy liviano. No sirve de nada para estimular tus músculos, especialmente si no lo haces todos los días. Pero, ¿qué pasa con los que dicen que un número alto de repeticiones quema mucha grasa?

Lo mismo que dije antes: ¡tonterías! Para quemar *mucha* grasa, el movimiento tiene que utilizar *muchos* músculos, por ejemplo, caminar. Hacerlo utiliza al menos diez de los músculos principales en *cada* rep (es decir, en cada paso) y, por lo tanto, es como hacer 1.000 repeticiones por minuto. **¡Hacer 20 reps para perder grasa es como dar 2 pasos!**

Entrenarse con pesa livianas haciendo un alto número de reps no estimula tus músculos y no es suficiente para quemar grasa directamente. ¡Las altas cifras se cuentan para jugar a las escondidas! **Para las pesas, las repeticiones deben ser 10 o menos. Cuando es fácil hacer 10, hay que aumentar la dificultad.**

Dónde utilizar las pesas

Lo mejor es un gimnasio, pero no entres en pánico si eso te resulta totalmente imposible (hay cuatro alternativas). El gimnasio es un lugar excelente porque hay una variedad muy grande que impide que te aburras y suele ser el lugar donde uno entrena con más gusto.

También es seguro, una vez que se sabe lo que se está haciendo. Puede ser muy motivador ver a otros haciendo ejercicio, especialmente si estás habituada a estar con personas que normalmente no te inspiran. Y si las personas que hacen ruido te asustan, encuentra un lugar tranquilo.

No tienes que inscribirte en un gimnasio, puesto que en casi todas partes te dejarán pagar por un tiempo de ejercicio como invitada. Recuerda que debes entrenar intensamente sólo una vez cada diez días —es decir, tres veces al mes—, eso será suficiente para mantener tus músculos quemando grasa y ayudándote a perderla en poco tiempo.

Entonces, ¿qué decimos de aquellos que *no pueden* si quiera imaginar utilizar un gimnasio comercial, o que no tienen cómo pagarlo, o que tal vez son demasiado jóvenes? Bien, hay otras alternativas. Las siguientes son unas de las mejores para que las consideres.

Clases de capacitación en circuitos

La mayoría de las clases de los gimnasios ¡son muy poco exigentes! Son excelentes para cuando simplemente quieres refrescarte o inclusive cuando quieres pasar un rato con otras personas. Pero para ayudar a proteger *tus músculos* y evitar que la exigencia sea mínima, hay un tipo de clase que se diferencia de todas las demás. **La Capacitación en Circuito.**

Aquí se utilizan pequeñas piezas de equipo ubicadas alrededor de un estudio de mejoramiento del estado físico, ¡mientras un instructor te indica a gritos que las utilices! Con frecuencia estas clases se desarrollan al compás de la música, lo que ayuda a permanecer en movimiento. Los movimientos tienden a ser variados, y esto es excelente para los músculos.

El entrenamiento en circuito es parecido a la capacitación con pesas en forma acelerada, y hasta cierto punto se parece a participar en una carrera. Esta combinación es un excelente incentivo también para tu quema de calorías. Una buena clase será muy exigente, por lo que debes empezar con algo fácil, pero debes ir aumentado la dificultad a medida que sientas que lo puedes hacer.

Hay nuevas versiones de entrenamiento en circuito para hacer al aire libre, en parques y espacios abiertos, en todas partes del mundo. Esto es lo que se conoce como «mejoramiento del estado físico en el parque» o «clases de entrenamiento militar» y son excelentes, pero únicamente si obligan a tus músculos (y no sólo a tus pulmones) a trabajar duro.

Clases de Pilates

Joseph Pilates fue un gurú autodidacta del mejoramiento del estado físico quien diseñó un sistema de entrenamiento para fortalecer y controlar el cuerpo (¡conocido modestamente como **Pilates**!). No hace mucho tiempo fue extremadamente popular y, para quienes hacen dieta, es muy útil puesto que se concentra en la verdadera utilización de los músculos.

Hay muchos estilos, en algunos se utilizan máquinas mientras que otros utilizan sólo una colchoneta, pero todos ayudan a evitar la pérdida muscular. La ventaja de Pilates es que en la mayoría de los sitios permiten que cualquiera lo haga, aunque sólo tengas doce años.

El yoga

Algunos consideran el **yoga** como una actividad física suave practicada por los adultos ¡o tal vez sólo como una rutina que se remonta a cinco mil años! Esto es cierto en algunos casos, pero el yoga *puede* ser un ejercicio fuerte para los músculos y puede ser practicado prácticamente por todos. Eso lo hace excelente para nuestros propósitos.

Hay muchos estilos de yoga, pero no es importante ocuparte ahora de ese tema. Sólo tienes que encontrar la forma más intensa de yoga que puedas soportar. Y por intensa quiero decir una que haga que tus músculos se sientan ¡como si hayan ido a la guerra y estén de vuelta!

Al igual que con Pilates, e inclusive con el ejercicio en circuito, el yoga no tiene por qué involucrar movimientos rápidos. **Elegimos cosas que indiquen a los músculos que**

deben mantenerse firmes. Al hacerlo, el metabolismo se mantiene alto y siempre hay progreso.

Una nota acerca de las clases

Las clases tienen una gran ventaja. Se *aseguran* de que trabajes bien tus músculos. Todo lo que tienes que hacer es asistir ¡y alguien te «ayudará»! A veces todos necesitamos que nos animen. Si una clase te parece fácil, busca otra más difícil.

Las clases hacen más fácil llevar el control de la frecuencia con la que entrenas tus músculos. Aunque una vez cada diez días es el mínimo, no hay nada de malo en ejercitarte con intensidad cada siete días, es decir, tener una clase realmente fuerte, entretenida y periódica una vez por semana.

Por último, las clases son una oportunidad de socializar. Si te entrenas solo en tu casa, o en un gimnasio, donde te sientes solo e intimidado, es posible que te des por vencido. Si encuentras una clase en la que te sientes bien (algo que te puede tomar unas cuantas semanas, hasta sentirte «aceptado» por las demás personas que allá asisten regularmente), probablemente seguirás yendo.

Hacer ejercicio en tu habitación

Si tienes poco dinero y realmente no quieres arriesgarte todavía a mostrarte en público, será mejor que **hagas algo en vez de no hacer nada.** No hay nada más personal que hacer ejercicio en tu propia alcoba.

Tendrás que conseguirte, al menos, **un par de mancuernas ajustables.** Al comienzo, ¡tal vez necesites a alguien que te ayude a llevarlas a tu alcoba! Son simplemente un par de pequeñas barras metálicas a las que les vas agregando discos para aumentar su peso.

Y deben ser *ajustables* porque, naturalmente, tu fuerza mejora a medida que las usas. Si compras mancuernas de peso fijo, pronto te resultarán insuficientes. ¡Una razón más por la que las latas de fríjoles son inútiles!

Hacer ejercicio en tu habitación tiene sus ventajas. Es un lugar tranquilo, te puedes concentrar y puedes hacerlo en el momento que quieras. Por otra parte, los inconvenientes son que te puedes distraer fácilmente y tal vez nunca adquieras el hábito de hacer ejercicio.

Además, hacer ejercicio sin supervisión puede ser peligroso, esto es algo que debes tener en cuenta. Por lo general, no es posible quedar atrapada bajo el peso de unas mancuernas, sin embargo, puedes lesionarte si las dejas caer (¡y si esto ocurre, tu secreto para perder grasa quedará al descubierto con un fuerte golpe!).

Lo importante es que hagas algún tipo de ejercicio general para fortalecer todos los músculos, al menos una vez cada diez días.

Te daré un ejemplo de una rutina al final de esta sección. Es imposible explicar los ejercicios con dibujos, o inclusive con videos. Hay que *hacerlos*. Es posible que te convenga tener un entrenador que te muestre una o dos veces cómo hacerlos.

Cómo elegir un entrenador

Si no estás seguro, *pregunta*. Es algo que oímos con mucha frecuencia. Y a pesar de oírlo, rara vez preguntamos. Desde que empezamos a ir al colegio, parece que tuviéramos los brazos pegados a lado y lado del cuerpo y, cuando al fin adquirimos la suficiente confianza para hablar, ¡suena la campana! No permitas que suene la campana y te impida progresar.

Si quieres tener un entrenador que te ayude a aprender algunas técnicas de levantar pesas, debes conseguir uno bueno. Y no te estoy dando estos consejos para ahorrarte dinero. Tienes que aprender las técnicas rápido ¡y utilizarlas de inmediato!

Contratar un entrenador tal vez te haga ver bien, pero lo que te hará ver mejor es alcanzar tus metas. Aprende de ellos todo lo que puedas, pregúntales, escucha con atención y luego ejercítate al máximo. Busca lo que te motiva en lugar de considerar al entrenador como tu instructor de entrenamiento.

Busca un entrenador...

- Que pueda enseñarte técnicas correctas en dos horas o menos.
- Que se centre en ti y no empiece a hablar de otros.
- Que preste atención a tus metas en lugar de darte indicaciones aleatorias ni iguales a las que le da a todo el mundo.
- Que nunca base sus ejercicios en máquinas ni equipos.
- Que no utilice su teléfono en el gimnasio.
- Que no tenga un modo de ser dominante.
- Que sea inteligente ¡y no sólo alguien con el cuerpo de Taylor Lautner!

Si puedes conseguir a alguien capaz de hacer *todo* eso, vale la pena reservar una sesión para que te entrene. Recuerda, sólo debes ejercitarte intensamente una vez cada diez días. **Tres veces por mes.** Muy *sencillo.*

Si ya te sientes a gusto utilizando un gimnasio, o si estás decidido a entrenarte tu mismo, he incluido algunos consejos básicos a continuación. Cada persona es diferente, pero estos movimientos son excelentes para empezar.

Muestra de una rutina simple para trabajar con pesas

Cuclillas con mancuernas
(2 series de entre 5 y 10 repeticiones)

Esto fortalece los músculos de los muslos. Me refiero a los de la cara anterior, ¡la parte posterior y los glúteos! Suelen describirse como movimientos básicos. Eso no es cierto, porque es uno de los ejercicios más difíciles de aprender a hacer bien. Aprende este movimiento hasta que lo hagas perfecto.

Estimula la mitad de tu cuerpo para mejorar su capacidad de absorber el exceso de carbohidratos, quemar más grasa constantemente y darle un contorno mejor a todo tu cuerpo. Como ya lo he dicho, todos los movimientos merecen más que imágenes, por lo que no las utilizaré aquí.

Presión sobre los hombros con mancuernas
(2 series de entre 5 y 10 repeticiones)

¡Esto parece el movimiento de un cavernícola! Consiste en sostener una mancuerna en cada mano y levantarlas por encima de la cabeza. Este movimiento utiliza tanta fuerza muscular que realmente beneficiará toda tu figura y tu capacidad de perder grasa.

Una versión excelente es comenzar con las manos a los lados, llevar las dos mancuernas hacia arriba y luego levantarlas por encima de tu cabeza. En esta forma se garantiza que tus antebrazos obtengan un buen ejercicio antes de que los músculos de la parte posterior de tus brazos ayuden a llevar el peso hacia arriba.

Es un movimiento que ejercita también tus hombros, tu tórax, e inclusive los músculos de tu columna, que tienen que esforzarse para mantenerte en equilibrio. Siempre debes hacer este movimiento de pie, dado que es realmente más seguro y mejor para fortalecer los músculos.

Remar con las mancuernas
(2 series de entre 5 y 10 repeticiones)

Aunque seas pequeño, los músculos de tu espalda abarcan un gran porcentaje de la parte alta de tu cuerpo. Debes evitar reducir este tamaño al estar haciendo dieta ya que todos esos músculos te ayudan a procesar los alimentos que consumes cada día. Este ejercicio de remar con las mancuernas es excelente.

Éste parece también un movimiento simple, pero debes hacerlo de manera adecuada para ponerte realmente en forma. Te doblas hacia adelante por la cintura, casi como haciendo una venía y sostienes una mancuerna en cada mano. Luego ¡imagina que estás encendiendo el motor de una sierra sinfín!

Es decir, llevas tus brazos hacia atrás como si estuvieras remando en un bote. Debes hacerlo con cuidado para no lastimar la parte baja de tu espalda. Este ejercicio tonifica todos los músculos que no puedes ver y también la parte posterior de tus brazos (¡que los demás *ven* sin problema!).

Abdominales sobre un balón suizo
(2 series de entre 5 y 10 repeticiones)

Este balón se conoce también como **balón de estabilidad** ¡y si has usado alguno entenderás por qué se llama así! Es difícil hacer cualquier cosa en este tipo de balones y de eso se trata. Fortalecen todos los músculos; en especial los de la sección media de tu cuerpo, esforzándolos al máximo.

Una vez más, al igual que las cuclillas, parecen básicos, pero esto no es necesariamente cierto. El balón suizo parece un enorme juguete plástico que rebota. Debes conseguir uno de tamaño adecuado y eso probablemente significará uno que tenga de 21 a 25 pulgadas de diámetro (55 a 65 centímetros).

Si haces abdominales en estas cosas, serán *muchísimo* más efectivos que los que se hacen sobre el piso. Las sentadillas sobre el piso pueden hacerse por tiempo indefinido, porque son extremadamente fáciles y para ahora ya debes saber que hacer este movimiento cien veces para quemar grasa corporal, no da resultado.

Los abdominales en el balón suizo comienzan con tus abdominales estirados, lo que los hace difíciles. Los músculos son como bandas de caucho. Entre más los estiras, con más fuerza recobran su tamaño inicial. Hacer este tipo de abdominales tonificará de forma sorprendente tu estómago e incrementará en gran medida tu confianza.

Unos cuantos consejos sobre cómo hacer movimientos con las pesas

Como es evidente, no me he esforzado mucho por describir estos movimientos en detalle. Si lo hiciera, tal vez pensarías que eso es todo lo que tienes que saber. ¡Sería como un entrenador basura! Tienes que hacer los ejercicios adecuadamente y aprenderlos por ti mismo.

Todos los movimientos con pesas deben hacerse a velocidad media. Hacerlos demasiado rápido representaría un riesgo y también haría que tus músculos se ejercitaran menos. Hacer movimientos demasiado lentos significa que probablemente tengas que utilizar pesas más livianas y, debido a que tomarían más tiempo, es posible que pierdas tu concentración.

Tu primera serie de repeticiones puede ser un poco más suave, si lo deseas, para calentar tus músculos. Sin embargo, **nunca adquieras el hábito de hacer más de 10 repeticiones.** El usar pesas súper livianas *no* ayuda a los músculos y *no* quema grasa.

Si no alcanzas a hacer 5 repeticiones, tienes demasiado peso. Si haces con facilidad 10 repeticiones, el peso no es suficiente. Debes mantenerte entre 5 y 10 repeticiones. ¡Conviértete en una experta en contar los números 5, 6, 7, 8, 9, 10!

Cuando hayas hecho tu primera serie de hasta 10 repeticiones, debes descansar un momento. Descansa tres minutos. Te puede parecer un tiempo interminable, pero si te estás esforzando lo suficiente, es necesario el descanso para que los músculos puedan esforzarse durante la siguiente serie ¡No se trata de ganar una carrera! Descansa.

Por lo general, no es necesario ningún calentamiento especial para levantar pesas, a menos de que estés muy frío. Si estás frío, sólo moverte por ahí durante unos minutos ayudará. Los músculos funcionan mucho mejor si están calientes, no congelados.

Tus músculos son como bandas de caucho. Si están fríos, ceden menos y se recogen de nuevo con menos facilidad, ¡y lo que quieres es que actúen como un resorte! Cuando los músculos responden bien, significa que están fuertes. Para que eso sea así, ¡muévete! La sangre es caliente y cuando circula, calienta los músculos como un secador de pelo sobre una banda de caucho.

Debido a que sólo tienes que hacer pesas una vez cada diez días, realmente no importa a qué hora te ejercites. Sin embargo, lo mejor será hacerlo *justo antes* de tu segunda o tercera comida (puedes considerarla como una sesión de *salir de cacería y esperar,* incluyendo un período de 15 minutos al final). Esto ayudará a reparar tus músculos.

Cuando te ejercitas con pesas, tus músculos desarrollan pequeños desgarros, ¡tan pequeños que se requeriría un microscopio para verlos! Sin embargo, necesitan repararse. La proteína ayuda a hacerlo, y consumir algo de proteína poco antes de hacer ejercicio ayuda a este proceso de recuperación.

El mensaje final de esta enorme sección parece complicado pero no lo es. **Si trabajas con pesas al menos una vez** cada diez días, tendrás una excelente figura, delgada y moldeada. Fortalece intensamente tus músculos y te responderán con mucho amor.

TEN EN CUENTA LO SIGUIENTE CUANDO SE TRATA DE ADELGAZAR...

ADM 6 Para tonificar todo tu cuerpo tienes que hacer pesas con todos tus músculos.

ADM 5 Las pesas salvan tus músculos y los músculos queman tus calorías.

ADM 4 Las pesas fortalecen tus huesos y te ayudan a eliminar el exceso de carbohidratos.

ADM 3 Trabaja intensamente con las pesas, lo suficiente para desafiar tus músculos.

ADM 2 Los gimnasios son excelentes pero también son excelentes las buenas clases de gimnasia (entrenamiento en circuito, yoga y Pilates).

ADM 1 Aún ejercitarte con mancuernas en tu alcoba será de gran ayuda.

¡ADM! ¡Encuentra una forma de ejercitar intensamente tus músculos tres veces al mes!

Trucos de fiesta con balones

Tal vez hayas leído la última sección y te hayas preguntado si habrá algo más que puedas hacer para tu estómago. Hay algo gracioso acerca de la forma como tratamos la parte media de nuestro cuerpo: ¡Le damos de todo! Quiero decir que, con frecuencia, nos preocupamos de fortalecerla más que cualquier otra parte.

La mayoría cree que para tener un estómago maravilloso hay que ser realmente delgado, «nacer así», o dedicar mucho tiempo a hacer miles de abdominales al día. ¿Qué tanto de esto es verdad? Para obtener una reacción de ADM en cuanto a esta sección de tu cuerpo, hay que hacer lo siguiente.

Un buen par de genes

Tu genética la determinan tus padres, incluyendo la apariencia de tu estómago. Es algo que se decide nueve meses *antes* de que te asomes al mundo. Estarás pensando: «¡No puedo creer que nadie me preguntara cómo quería verme en mi cumpleaños número cero!». Que padres tan desconsiderados.

En ese momento, la naturaleza lanza los dados. Según la más absoluta casualidad, tendrás muchas células grasas en el centro de tu cuerpo o no tantas. Es algo que no puedes cambiar. Pero en realidad no es un problema tan grave, porque **todas las células grasas se pueden reducir.**

195

Y si tienes demasiadas células grasas en un determinado lugar, normalmente tendrás *menos* en otro. El tipo más raro de genes son los de aquellas personas que tienen células grasas por todo su cuerpo. Pero aún ellas necesitan saber cómo comer y cómo moverse bien (¡o simplemente serán gordas *por todas partes!*).

Siéntate y no notes nada

Si alguna vez has hecho miles de abdominales con ejercicios activos y sométricos, puedes haber visto unas cuantas cosas. Es posible que tu estómago se haya puesto más firme. Lo que se deberá a que has venido trabajando en el músculo principal que se encuentra en la parte anterior de tu estómago (conocido como el **recto abdominal,** alias **la tabla de lavar**).

Es posible que también hayas notado que *no* perdiste mucha grasa en esa área. Eso se debe a que los movimientos que haces al trabajar los abdominales, como sentarte, involucran una cantidad muy *pequeña* de músculos y, por lo tanto, sólo queman una *mínima* cantidad de energía (grasa corporal).

Las líneas de tu estómago, que forman seis segmentos, son los tendones. En realidad, te protegen en caso de que «alguno de ellos» se lesione. El que los puedas ver o no depende de tu nivel de grasa corporal. Para lograr llegar a ese mínimo, sólo sigue aplicando lo que has aprendido hasta ahora.

Hay quienes notan que hacer ejercicio o ser delgado no logra realmente hacer que el estómago se vea plano. Eso se debe a que la mayoría de los movimientos no involucran un músculo especial, que nuestros ojos no pueden ver. Y si ni siquiera podemos *verlo*, el hecho de ser delgado no es de mucha ayuda.

Se conoce como el **transverso**. Al ejercitarlo, no vas a definir mejor tus líneas abdominales, pero sí te emocionarás por la forma como se aplanará tu estómago. Sí, te emocionarás. Se aplanará y lo hará como si estuvieras usando un corsé victoriano ¡*sin* el dolor! ¿Cómo podemos ejercitar esta joya escondida?

Y... *exhala*

¡Inflando globos de caucho! Suena extraño, pero funciona y funciona en poco tiempo. Si te agrada la idea de tener un estómago plano, dedica algún tiempo a inflar globos. Vale la pena el esfuerzo. Entonces, ¿qué necesitas?

¡Globos! Si puedes, consigue globos de distintos tipos ¡y no te preocupes de lo que lleven escrito! Procura conseguir algunos que sean fáciles de inflar (para irte acostumbrando) y algunos que sean un poco más difíciles. ¡No esperes que la persona que te los venda sepa cuáles son estos distintos tipos de globos! Sólo compra algunos.

Para hacer los ejercicios de inflar globos, **espera unas horas después de comer.** Cuando comemos, nuestro estómago, que no puede dar cabida a mucho alimento, se llena con rapidez. Si estás lleno, es difícil soplar duro, ¡y tendrás que hacerlo!

Si tienes hipertensión, una hernia, una úlcera estomacal o problemas con la parte baja de la espalda, podría ser peligroso inflar los globos. Si no estás seguro, consulta a tu médico antes de intentarlo. Estos son los músculos que probablemente no has ejercitado durante mucho tiempo, ¡tal vez nunca!

Es importante hacer estos ejercicios sin demasiada ropa. Un cinturón o unos pantalones vaqueros apretados o cualquier prenda que te haga sentir *apretado* es mala para tu respiración. ¡Líbrate de todas esas prendas y déjalas caer al suelo! Además, de ser posible, párate siempre frente a un espejo.

Otra advertencia es que esto debes hacerlo *de pie*, no sentado. Los humanos estamos diseñados para estar de pie, movernos o acostarnos planos. La posición intermedia (sentarse) dificulta la respiración. Por lo tanto, consigue tus globos, ponte cómodo y párate derecho.

Comenzando por el globo más fácil de inflar que encuentres (generalmente los más suaves y flexibles), pon la apertura del globo en tu boca y ¡sopla! Ayuda que mantenga tus codos tan altos como sea posible, aproximadamente a nivel de tu cara.

Cuando el globo es nuevo, es difícil de inflar. Estoy seguro de que lo sabes ¡especialmente si se te ha pedido alguna vez que infles globos para una fiesta y no has logrado hacerlo! Por lo tanto, cuando soples por primera vez, has fuerza, pero hazlo de modo constante.

Una vez que hayas exhalado todo el aire, retíralo de tu cara y deja que salga el aire. Respira hondo de nuevo y repítelo. Si estás frente a un espejo, cuando respires hondo, fíjate que la parte baja de tu caja torácica se expanda lo más posible.

Es bueno hacer estos ejercicios una vez al día, cada tres días. Por ejemplo, hazlos lunes, miércoles, viernes, domingo, martes y así sucesivamente. No tienes que hacerlos todos los días y, además, ¡tendrás que comprar una cantidad sospechosa de globos!

Inflar un globo es como levantar una pesa con tus brazos,

es decir, **estás trabajando un músculo.** Cuando los músculos trabajan contra resistencia como al usar una pesa, o al inflar un globo que *se expande,* tienen que descansar para poder recuperarse y fortalecerse.

Pero, durante la primera semana, puedes inflar globos con una frecuencia un poco mayor. Esto permite que tu cuerpo despierte el músculo transverso y ayuda a prepararlo para un uso más frecuente. Intenta seguir con puntualidad esta rutina la primera semana (pero no entres en pánico si se te olvida o te saltas un día).

Al soplar con fuerza, naturalmente haces una aspiración más profunda de lo normal. Esta **aspiración profunda puede hacerte sentir mareado o con náuseas.** Si esto ocurre, detente ¡No se trata de esforzarnos personalmente de que un globo de aire caliente se mantenga en el aire! *Descansa* unos minutos.

La mejor hora de inflar globos es antes de irse a la cama. En la noche, nuestra capacidad pulmonar (nuestra capacidad de respirar) está al máximo. Además, respirar hondo puede promover la producción de hormona de crecimiento, la sustancia química que nos hace más delgados, más firmes y con una piel más saludable.

Plan de calentamiento para el truco de las fiestas

Día 1 – procura inflar el globo hasta 10 veces
Día 2 – procura inflar el globo hasta 12 veces
Día 3 – procura inflar el globo hasta 14 veces
Día 4 – procura inflar el globo hasta 16 veces
Día 5 – procura inflar el globo hasta 18 veces
Día 6 – no hagas nada, ¡tienes que descansar!

Día 7 – tampoco hagas nada, ¡aún tienes que descansar!

Cuando hayas completado esta semana de calentamiento, ¡tus músculos estarán en alerta! Es muy posible que incluso después de esa semana, tu estómago se vea *mucho más* plano. De ahí en adelante, podrás seguir un plan de mantenimiento durante el resto de las *Seis Semanas para ADM*.

Plan de calentamiento para el truco de las fiestas

- Infla globos cada tercer noche
- Infla el globo 20 veces
- Descansa 3 minutos
- Infla el globo otras 20 veces
- Desecha el globo (es decir, usa un globo nuevo cada vez)

Día de soplar

Después de 6 semanas, será muy bueno que sigas inflando globos una vez por semana ¡durante el tiempo que se sigan fabricando globos en el mundo! Mantendrá todo el centro de tu cuerpo plano y fuerte. Así podrás protegerte de todo tipo de lesiones de por vida (incluyendo los dolores de espalda).

Al principio, tal vez te parezca raro inflar globos, tal vez te resulte aburrido y lo olvides con facilidad. Ensáyalo. Durante unos días, es posible que te duela el estómago. Al cabo de una semana, ya no te dolerá. A las dos semanas te verás distinto, y después de 6 semanas ¡contarás los ADM que recibes en lugar de tus respiraciones!

TEN EN CUENTA LO SIGUIENTE CUANDO SE TRATA DE ADELGAZAR...

ADM 6 Para ver la definición de tu estómago debes estar delgado en general.

ADM 5 Para tener un estómago plano hay que fortalecer el músculo transverso.

ADM 4 Inflar globos es la mejor forma de fortalecer este músculo.

ADM 3 Respirar profundo incrementa también la hormona de crecimiento que quema grasa.

ADM 2 Infla globos cada tercer noche durante 6 semanas.

ADM 1 Cuando termines tu plan, infla globos una vez por semana.

¡ADM! ¡Sal ya mismo a comprar globos!

Atascado en la parte media

¡Ah sí, otra sección sobre el estómago! En los últimos años, los científicos han dicho que la grasa en la parte media del cuerpo «es la más peligrosa». ¿Sabes qué es más peligroso? ¡Esa afirmación!

Hablaremos de la **grasa del estómago** en un momento, pero darle tan mala fama hace que todos, en especial las mujeres, consideren que están sanos si no tienen nada de grasa a ese nivel. Falso. **Todo exceso de grasa es peligroso.** Sí, ¡aún *esa* pequeña cantidad que pellizcas ahora de forma subconsciente!

Entonces, ¿qué pasa con la grasa abdominal? Con el uso de escanógrafos de alta tecnología, los científicos descubrieron que la grasa por encima del cinturón está físicamente envuelta alrededor de los órganos cercanos. La profesión médica, tanto hombres como mujeres, en sus batas blancas, esconden esta grasa ya escondida detrás de un extraño nombre, **grasa visceral.**

La grasa visceral tiene un comportamiento distinto al de la grasa que tenemos bajo la piel (conocida como **grasa subcutánea**). Esta grasa nos da una contextura blanda, aumenta la presión arterial, incrementa el riesgo de enfermedad cardiaca y posiblemente el riesgo de cáncer. ¡Entonces es bastante segura!

Pero la grasa a nivel del abdomen produce afecciones como diabetes, inflamación (por ejemplo artritis) y también enfermedad cardiaca. ¿Por qué? Porque **de las células gra-**

sas viscerales se escapan sustancias químicas irritantes. Esta irritación comienza lentamente y va empeorando.

Al principio, empeora el asma (si la tienes), te mancha la piel e inclusive aumenta el grado de acidez de tu organismo. Pero las cosas pueden empeorar aún más. La irritación producida por las células grasas hace que el organismo se *autoataque*.

Si esta condición no se trata, las articulaciones se tornan dolorosas. ¿No te ha ocurrido que, a veces, te despiertas en la mañana y te sientes adolorida o cansada sin razón? Eso podría deberse a que las células grasas están dejando escapar estas sustancias químicas irritantes durante la noche.

Lo que es aún mucho más peligroso es la irritación que afecta tu corazón y tus arterias. Si éstas se disgustan realmente, podrías desarrollar bloqueos en tus conductos venosos y arteriales. Es un proceso lento, pero en cierta forma eso es lo que lo hace mortal.

Puedes reducir la irritación consumiendo alimentos naturales e incrementando tu consumo de grasas omega 3 (que se encuentran en los suplementos y en el pescado). Pero estas medidas sólo pueden resolver el problema hasta cierto punto. ¿Quieres una forma mejor de solucionarlo? ¡Adelgaza y elimina para siempre esas células grasas que producen escapes!

Tener un estómago grande también hace que la insulina funcione mal. Además, recuerda que dependemos de la insulina para limpiar las sustancias nocivas después de que nos hayamos dado un banquete de carbohidratos. **Si eres una joven con una cintura de más de 35 pulgadas o un hombre que tiene más de 40 pulgadas de cintura, tu insulina puede estar «dañada».** La puedes arreglar adelgazándote.

Todos nos referimos a los lugares en donde almacenamos

la grasa en formas bastante refinadas, utilizando palabras como «manzana» y «pera». ¡Me encanta la forma como utilizamos las frutas para describir la figura humana! Sin embargo, como ya lo dije, esta actitud no es la correcta.

Lo que realmente hay que dejar en claro es que **todo exceso de grasa corporal es prueba de que estamos haciendo algo mal.** Esto es innegable. ¿Cuál es entonces la solución? En primer lugar no dejes de seguir los consejos generales de este libro y adelgaza pronto. En segundo lugar, lee el siguiente capítulo.

TEN EN CUENTA LO SIGUIENTE CUANDO SE TRATA DE ADELGAZAR...

ADM 6 La grasa a nivel del estómago envuelve tus órganos.

ADM 5 Deja escapar sustancias químicas irritantes a tu torrente sanguíneo.

ADM 4 Estas sustancias producen dolor articular, erupciones, asma, problemas cardiacos y diabetes.

ADM 3 La grasa a nivel del estómago también hace que tus músculos tengan menos capacidad de asimilar los carbohidratos.

ADM 2 Hasta que pierdas tu grasa abdominal, las grasa omega 3 en la dieta pueden disminuir la irritación.

ADM 1 Si tu cintura mide más de 35 pulgadas (más de 40 para los hombres) pierde peso lo más pronto posible.

¡ADM! ¡Sólo céntrate en perder grasa en general y la grasa abdominal desaparecerá también!

Gordo y desdichado: primera parte

Si buscas «visceral» en un diccionario, probablemente no mencionará un tipo de grasa abdominal. Puede decir algo como «que afecta los sentimientos íntimos». En palabras elegantes, si decimos que algo es visceral, significa que lo sentimos *en nuestro interior*.

La ciencia ha descubierto que nuestros *sentimientos íntimos* realmente afectan nuestra *grasa interior*. El estrés incrementa una hormona conocida como cortisol. Y el cortisol hace que los humanos acumulen más grasa en la parte media de su cuerpo.

¿No es cruel la Madre Naturaleza? Si ve que estamos estresados por *ser* gordos, libera una sustancia química que nos engorda aun más ¡Y nos volvemos a estresar! ¿Cómo podemos romper este círculo? Espera. Primero déjame explicarte cómo actúa.

Chispa jurásica

Cuando te estresas, cualquiera que sea el significado que tenga la palabra «estrés» para ti, liberas **cortisol**. Es por eso que los griegos la llaman «la hormona de estrés». Se remonta a millones de años y está ahí para salvarnos *del* estrés. ¿Estás confundida?

Si estuvieras huyendo de un dinosaurio, necesitarías energía rápida. La grasa corporal es un excelente combustible, pero necesita cantidades de oxigeno para quemarse. Es como un tronco encendido. Hay que abanicarlo con mucho aire. Se obtiene muchísimo aire durante la vida a ritmo normal.

Cuando estás siempre huyendo de los dinosaurios, el aire se hace muy escaso. Te mueves *mucho* más de lo que respiras. Por eso, pasa algún tiempo después de que hayas dejado de correr para que tu respiración se normalice (por eso decimos que «recobramos el aliento»). También el nerviosismo hace que nuestra respiración sea demasiado superficial.

Para moverse a gran velocidad, se necesita energía inmediata. Los carbohidratos en la sangre son como papel de seda y se queman con mucha facilidad; son perfectos para un impulso rápido. El problema está en que, aquellos cavernícolas prehistóricos solían vivir a millas de distancia de su suministro local de carbohidratos, el *Kwik-E-Mart*.

Pero, aún tenía un mini *Kwik-E-Mart* en su interior. Su *Higa-Do-Mart*. Está bien, dejaré de hacerme el gracioso, ¡aún tenía su hígado! El hígado almacena los carbohidratos. Cualquier chispa de estrés enciende tu hígado para que vacíe hacia la sangre sus carbohidratos almacenados, lo que te ayuda a alejarte varias millas de esa *enorme bestia*.

Descubre la diferencia

¿Qué ocurre si tu enorme bestia no es algo de lo que puedas escapar? ¿Qué ocurre si tu enorme bestia, tu *estrés*, es mental? Bien, aún tenemos ahí el cableado prehistórico, y **tu cerebro no puede distinguir entre el estrés mental y el estrés físico.**

Esto quiere decir que podrías estar sentado en un aula de clase, en una congestión de tráfico o simplemente preocupándote de lo gorda que estás, y estarías liberando cortisol, la hormona del estrés. De forma lenta, pero segura, esta hormona vierte en tu torrente sanguíneo los carbohidratos almacenados en tu hígado.

En ausencia de algún movimiento físico que la encienda, esa energía previamente guardada termina *convirtiéndose* en grasa corporal. Como es lógico, esta conversión suele tener lugar cerca al área donde se originó. Es decir, **los carbohidratos no utilizados liberados por el hígado se convierten en grasa cerca de tu estómago.**

A veces el cortisol es una hormona necesaria, pero nunca fuimos diseñados para manejar un estrés exclusivamente mental. Estamos literalmente hechos para huir del estrés.

Antes de darte algunas ideas sobre cómo manejar este nuevo conocimiento tan estresante(!), quiero hablarte de algo que tiene que ver con eso. Es lo que muchos hacemos cuando *estamos* estresados. Tal vez pueda ser el peor hábito físico psíquico de los siglos xx y xxi.

Comer para consolarnos

El subtítulo realmente lo dice todo. Consuelo. En la *comida*. Tuvimos 2 millones de años de usar el alimento como combustible y luego, en un parpadeo del tiempo, en los últimos cien años hemos convertido el alimento en algo distinto. **La comida se ha convertido en un abrazo.**

Buscamos abrazos cuando estamos tristes, abrazos cuando estamos nerviosos, y creo que esta es una situación que todos hemos subestimado, buscamos abrazos cuando estamos *aburridos*. Los abrazos del alimento son más confiables que los de las personas porque, ¡a diferencia de los amigos de *Facebook* ¡*nunca* están desconectados!

¿Por qué son *tan* buenos estos abrazos de la comida? La dopamina, ¿la recuerdas? Es nuestra sustancia química de recompensa. Nos hace sentir bien y nos hace desear sentir de nuevo esa sensación de bienestar, una y otra y otra vez. ¿Dije una y otra vez? ¡Otra vez!

La gran «C»

Adivina qué tipo de alimento produce la mayor descarga de dopamina. Mucho más que la grasa y mucho más que la proteína, los carbohidratos son *la descarga*. Además, **los azúcares elaborados por el hombre son el crack de la cocaína en lo que se refiere a los alimentos,** es decir, lo peor de lo peor.

Como ya lo sabes, el exceso de carbohidratos en la dieta también nos hace gordos. Y sentirse como un mono gordo ¡no es bueno para la autoestima! Para muchos de nosotros, el sentirnos como basura hace que nos encaminemos directamente al refrigerador a comer más basura.

Este patrón de *sentirse basura* y *comer basura* es la peor adicción del planeta. La obesidad es mortal y, sin embargo, satisfacer esa adicción es algo que está disponible las veinticuatro horas del día y nadie nos detiene si lo hacemos. Bueno, tal vez el corazón nos detenga.

Los problemas de adicción son los mismos con cualquier droga. Se necesita cada vez más para mantener el mismo «efecto». En el caso de la comida, los problemas no se originan sólo en el cerebro. Comer para consolarse hace que los músculos pierdan cada vez más su capacidad de absorber ese «consuelo».

Tus músculos siempre lucharán contra la adicción a los carbohidratos. Si continúas bombardeándolos con carbohidratos, dejarán de funcionar correctamente. Literalmente, se «cansan» de los carbohidratos.

La insulina se dispara en un intento por introducir nutrientes en los músculos ineptos, que se quedan ahí sentados cruzados de brazos. Con el tiempo, el órgano que produce la insulina, tu páncreas, se da por vencido. **Bienvenida diabetes.** Por primera vez en la historia de la humanidad, este proceso puede *iniciarse* en la adolescencia.

No tienes por qué ser una de esas personas. Dejar el hábito de la comida es algo que se logra con una mezcla de saber lo que se está haciendo, querer realmente cambiar y estar tan disgustado que por fin resuelves hacer algo al respecto. Ya has dado el primer paso.

El segundo paso, ser práctico. Empieza por consumir tus comidas en lugar de refrigerios, aunque, durante una semana, te enloquezca hacerlo. **Comer a deshoras es como comprar con más frecuencia a un vendedor de drogas. Es mucha mayor la probabilidad de mantener la adicción. Aléjate del barrio de los refrigerios.**

El movimiento ayuda a aliviar el estrés, pero no en la forma como lo creen los expertos. El estrés raras veces se produce por el movimiento, por lo tanto, moverse más no es la cura mágica por la que ellos juran. Aquí viene un «pero», *pero* **moverse definitivamente ayuda a absorber el exceso de carbohidratos liberados *por* el estrés.**

Gordo y desdichado: segunda parte

Cómo volver a extinguir los dinosaurios

El paso más importante, y el único, es determinar la verdadera raíz de tu estrés. **No es el alimento el que te causa estrés, y tampoco puede ser su solución.** Si respetas el alimento como tal, ¡no se volverá contra ti para morderte el trasero!

Tal vez estés estresado *porque* aún no tienes el cuerpo perfecto. Si así eres tú, ya sabes la respuesta. Ponle todo tu empeño a partir de ahora. **Aplica todo lo que digo en este libro. Conviértete en un experto. Proponte a conseguir el cuerpo para el que estás verdaderamente destinado.**

Resolver la causa de tu estrés es la única forma de abordar el problema. Los alimentos dan cierta satisfacción, como bonificación. Hay un antiguo adagio que sigue siendo muy útil: «Debemos comer para vivir, no vivir para comer». Las mismas calorías, distinto enfoque.

De ser necesario, busca ayuda para superar lo que te esté estresando, sea lo que sea. Si el estrés te mantiene gordo y te impulsa a recorrer más de prisa el camino hacia la mega obesidad, es posible que llegues a ese lugar libre de estrés que se conoce como estar muerto.

Cuando se trata de cualquier tipo de estrés, o te limites a *bloquearlo y dejarlo afuera.* **Bloquearlo no es enfrentarlo.** *Aún* sigue ahí, exactamente como un programa o una aplicación que corre en segundo plano en tu computadora. Estos son ruidos constantes subconscientes que bajan el ritmo de todo lo demás.

Si esto continúa así, cada cierto tiempo, *tu* cerebro se congelará y tendrás que encenderlo de nuevo. ¿Y qué forma tomaría ese encendido? Siempre se manifiesta en alguna forma terrible, mal pensada, alguna acción que te distrae temporalmente y que termina haciéndote sentir aún peor.

Manéjalo con inteligencia. **Enfrenta tu estrés como es debido.** Tal vez descubras que hay una solución a la que vale la pena darle tu atención. Tus intentos previos de «intentar arreglarlo» no se parecen en nada a los intentos futuros. **Es posible cambiar.** Debes saber *qué* es lo que quieres cambiar y *por qué,* y debes cambiarlo tanto en tu corazón como en tu alma.

Muchos expertos elogian la meditación, la hipnosis, la NLP (programación neurolingüística) o inclusive las drogas. Son procedimientos muy complejos para entrar a analizarlos ahora. Y, a pesar de lo que digan, sólo actúan en el *resultado* del estrés, no en su verdadera causa. Realmente, son lo mismo que la comida. Si la Tierra tuviera un comentario a este respecto, podría decir algo así:

No se desquiten en nuestros alimentos.
Gracias por su cooperación.

Otra ronda más

El alcohol. No estoy aquí para decirte si debes consumir o no alcohol. ¡Eso es algo entre tu hígado y tú! *Estoy aquí* para advertirte que el alcohol puede aumentar tu probabilidad de tener una barriga. No, no son sólo los hombres los que tiene barriga.

Por lo general, el alcohol causa problemas en las mujeres porque no tienen la misma capacidad de absorberlo que los hombres. Esas copitas que alivian tu estrés incrementan la producción de la hormona cortisol y también pueden aumentar tu nivel de insulina. Además, **el alcohol contiene versiones vegetales de otra hormona, el estrógeno.**

No se sabe a ciencia cierta si el exceso de estrógeno hace que las mujeres desarrollen grasa abdominal. En *teoría* no tendría por qué hacerlo, pero los sistemas hormonales son extremadamente complejos, es difícil predecir la forma como el alcohol interactúa con nuestro organismo. Si bebes, ten esto en cuenta.

Si *tienes* que beber (suponiendo que te encuentres en la mitad del desierto y que el oasis local sólo venda bebidas alcohólicas), lo correcto sería saber elegir bien. El alcohol, *en sí mismo,* contiene siete calorías por gramo. No sugiero que cuentes calorías, pero nunca debes considerar que se trata sólo de «una sustancia química».

Uno de los problemas con el alcohol es que raras veces se consume *puro.* Por lo general, para ocultar sus orígenes químicos, se mezcla con otras cosas. Azúcar, grasa y a veces inclusive proteína, son ingredientes que se agregan para disfrazar un sabor puro que podría hacer que los dedos de tus pies se curvaran.

Voy a suponer que si te interesas en leer esta sección es porque consumes alcohol para cambiar tu estado mental, es decir, para relajarte. De ser así, tal vez te gustaría considerar las bebidas alcohólicas que pueden llevarte a un estado de tranquilidad con la menor cantidad de consumo de energía.

Bebidas alcohólicas fuertes
(Con menos probabilidad de causar consumo excesivo)

El vodka, el whisky, el brandy, el ron y la ginebra tienden a ser similares en contenido de energía, comparados en igualdad de medidas. Esto se debe a que están muy cerca de ser *alcohol puro*. En teoría, beberlas sin diluir («casi puras» o «puras») significa que el contenido calórico total se mantiene bajo.

En otras palabras, las bebidas alcohólicas fuertes tienden a llevarte al estado «que buscas» más rápidamente (feliz, en el suelo, o tal vez ambas cosas), reduciendo así la probabilidad de sobrepasarte. Por esta razón suelen *recomendarse* en los libros de dietas, o en las comunidades de personas empeñadas en perder peso. Pero ten cuidado.

La tendencia moderna es mezclar estos alcoholes puros con azúcar, con frecuencia con una bebida gaseosa. Si este es tu trago favorito, sólo recuerda (¡*antes* de salir!) que debes calcular el contenido de carbohidratos que estás bebiendo. Los carbohidratos líquidos ¡siguen contando como lo hacen los que se consumen al final del día!

Claro está que la tendencia más reciente es mezclar tragos fuertes con bebidas de cero calorías endulzadas con edulcorantes. Aunque esto mantiene bajo el contenido de energía, mientras bebes, debes estar consciente de que los edulcorantes y el alcohol en sí mismo, *pueden* incrementar tu deseo de consumir *todo* tipo de alimentos en otros momentos.

Licores
(con alguna probabilidad de llevar a exceso de consumo de energía)

Los licores son bebidas alcohólicas que se han endulzado con crema, hierbas, frutas, especies o inclusive flores. Su contenido de alcohol es de moderado a alto, pero son dulces y esto tiende a reducir rápidamente el exceso de consumo dado que el azúcar por lo general limita tus posibilidades de beber en exceso.

Vinos
(muy propensos a causar exceso de consumo de energía)

El jugo de uva añejo, conocido también como vino, es un saco de diferentes ingredientes. El vino blanco tiende a tener un mayor contenido de hormonas femeninas (estrógenos) que los vinos rojos, y contiene además menos nutrientes saludables para el corazón. Dicho esto, todos los vinos de cualquier región y de cualquier color, podrían representar un problema. La naturaleza social del consumo de vino (compartir una botella), combinada con niveles moderados de alcohol, se presta a una gradual marea de incremento de calorías, antes de que el cerebro se entere de lo que ha entrado por la puerta.

Si lo que te gusta es el vino, limítate a escoger alguno que te guste y olvídate de la elección basada en que «es bueno para ti». Todos los tipos de alcohol tienen algún grado de *neurotoxicidad* (afectan el cerebro). Usa copas más pequeñas y trata de no convertirte en tu propio barman (es decir, ¡no te sientes cerca de la botella!).

Cervezas
(muy propensas a causar consumo excesivo de energía)

En este grupo, se pueden incluir también las cervezas rubias y las cidras. El principal ingrediente suele ser un cereal como maíz, cebada o trigo, junto con saborizantes, como lúpulos. Las cervezas, al igual que los vinos, tienen un contenido de alcohol que varía considerablemente entre unas y otras.

El problema con las cervezas es la forma como se consumen: por botella o, sobretodo en Europa, por jarra. Su alto contenido de agua suele enmascarar el alcohol, lo que permite que quien la bebe se sobrepase en el consumo de energía.

Además, la cerveza contiene lúpulos que pueden tener alto contenido estrogénico. Los estrógenos vegetales, las hormonas sexuales femeninas, pueden mezclarse potencialmente con nuestras hormonas producidas naturalmente. Este exceso químico y calórico debe respetarse, por lo tanto, hay que tener cuidado.

Cabe notar que *todo* lo que contenga alcohol puede afectar tu probabilidad de llegar a ser delgado y tener buena salud, simplemente por la forma como te hace sentir al día siguiente. Está muy bien soltarse el pelo y divertirse, pero hay que ser prudente cuando se trata de algo que podría descarrilarte por completo.

Enciéndelo

Bien, saquemos esto de la bolsa. El cigarrillo produce un ligero aumento (entre un 3% y un 10%) en la función metabólica, con una duración de 30 a 60 minutos. Es posible que esto se deba a un aumento de la hormona adrenalina. No parece afectar el apetito. Eso es todo.

Y ahora lo *malo*. **Aún si incrementas tu metabolismo fumando, es posible que termines utilizando menos energía en total, porque te sentirás cansado y te moverás menos.** Nuestro cuerpo necesita grandes cantidades de oxígeno para funcionar de forma adecuada y fumar impide que esto sea así.

Desde el punto de vista *mecánico*, la brea del cigarrillo cubre el interior de los pulmones, lo mismo que si escurriera brea sobre tus dedos. Esto hace que la vida de los dedos que están *dentro* de tus pulmones sea muy difícil. Estos «dedos» están específicamente diseñados para llevar el oxígeno del aire al organismo.

Desde el punto de vista *químico*, el monóxido de carbono en los cigarrillos impide que el oxígeno sea absorbido por las células del organismo. Es como si se llenaran todos los puestos en un bus y el oxígeno no tuviera dónde sentarse. Si no hay oxígeno, no hay diversión, no hay chispa de la vida. El monóxido de carbono también dificulta la respiración.

Desde el punto de vista *psicológico*, el cigarrillo hace algunas cosas extrañas. **Si te *sientes* en mala salud porque no eres consciente de tu hábito, es mucho más probable que, en términos generales, no te preocupes.** Cualquier cosa que te disminuya tu motivación en la vida no es buena. Con la motivación correcta, podrás mover montañas.

La vida es demasiado preciosa para que la esclavices a cualquier cosa. Todos los seres humanos tienen una mente linda. Quiero decir *todos*. Las mentes sólo se dañan cuando una idea indebida toma el control y se sale de toda proporción. ¿Por qué dejar que los cigarrillos hagan chasquear el rejo y exijan cosas que te hacen sentir mal?

Lo que sugiero es: **No dejes el cigarrillo.** Esta idea, común *en todas partes,* no es correcta. No estás dejando nada. *Dejar*te hace pensar que te estarás perdiendo de algo. Cuando alguien se lleva algo, o cuando renunciamos a ello, de inmediato *deseamos* tenerlo de vuelta.

Mejora tu estado de salud y *libérate* del cigarrillo. Esa es la verdad. ***Libérate.*** Los estudios demuestran que aún la muerte de un ser querido a causa del cigarrillo no tiende a ayudarle a la persona que lo sobrevive. Hasta las aterradoras imágenes de las películas sobre la salud se ignoran.

Usa *lo que sea* que te *ayude*. La forma más fácil de liberarte del cigarrillo es tener un buen grupo de amigos a tu alrededor. **Los grupos de apoyo son la mejor forma de abandonar definitivamente el tabaco.** Es indispensable la motivación, y otros seres humanos pueden representar una excelente forma de animarnos.

Espejito, espejito

Muchos de los problemas que hemos analizado concuerdan con la erudita descripción de la *Dismorfofobia* (BDD, por sus siglas en inglés). En términos corrientes, significa una exagerada preocupación por la apariencia física, preocupación que lleva a cambiar la forma como una persona se comporta cada día.

Comoquiera que se describa, no es nada agradable padecer esta afección y ser sacudidos por ella como si estuviéramos en las manos gigantes de un enorme monstruo. Los científicos discuten constantemente (bueno, ellos no discuten, «debaten») de qué se trata, qué la produce y qué se puede hacer al respecto.

Aparentemente, la dismorfofobia adopta múltiples formas, tan diferentes como las diferentes personalidades de los seres humanos, pero el factor que tienen en común es *ver* las cosas de forma diferente y luego *sentirse* mal por verlas así. Este problema que se encuentra en nuestro exterior, afecta el fondo mismo de nuestros pensamientos más íntimos y es eso lo que cambia las conductas.

Si tienes una dismorfofobia grave, es posible que odies todo lo relacionado con tu apariencia. Algunos pueden detestar tal vez sólo su piel, su pelo, su nariz, o tal vez, en el contexto de este libro, su peso. Cualquier cosa que detestes acerca de ti misma, aún así es un problema para ti.

El hecho de encontrar un defecto lógicamente conduce a resolverlo. Es posible que con frecuencia te mires al espejo, te peines, te exfolies la pies, hagas ejercicio sin parar o lo que *tú* consideres que sea necesario. En el caso extremo puedes llegar a arreglar el defecto evitando completamente mostrarte en sociedad.

La dismorfofobia tiene con frecuencia sus raíces en la niñez, o en la época de las opiniones (cuando entramos a la adolescencia). Ser objeto de las burlas de los demás es espantoso, e incluso el comentario más insignificante puede permanecer en nuestra memoria durante años. Ser víctima de abuso es aún peor. **Las semillas de la dismorfofobia son sembradas siempre por terceros.**

Desearía tomarme un momento para excluir de esto a los medios de comunicación. Aunque los periódicos, los sitios web, las revistas, las películas y los programas de televisión ejercen presión sobre algunas personas, están dirigidos a *todos* nosotros y eso nunca es lo mismo que una o varias personas que dicen o hacen cosas desagradables.

En ciertas partes del mundo, donde no existen los medios

de comunicación, se presenta también la dismorfofobia. Las críticas, *directas* o *indirectas,* provenientes de personas cercanas, son el desencadenante. Los celos, las imprecisiones o el simple hecho de no pensar antes de hablar siempre estarán presentes de alguna forma.

Si tienes dismorfofobia, no tiene sentido que te diga que eres una persona hermosas con mucho que decir y mucho que dar (aunque podría hacerlo), porque no me lo creerás. Y respeto el hecho de que no me creas en este momento. Espero que algún día lo hagas.

Lo que sí quiero decir es esto: el amor *puede* curarlo todo y, quienquiera que seas en un mundo de 7 mil millones de humanos, cada olla tiene su tapa. Ya sea que tú seas una tapa o una olla, habrá otra persona rondando por ahí, *buscándote.* No permitas que ronde por mucho tiempo.

Si realmente estás muy afectado por este trastorno y *necesitas* ayuda, esa ayuda existe. Lo que más te servirá es algo que se conoce como *Terapia Conductual Cognoscitiva.* Traducido del griego, esto significa hacer cosas para cambiar la forma como funciona tu cerebro (¡cognoscitiva = cerebro, conductual = cambio, terapia = hacer cosas!).

Si tú piensas, como solía pensarlo yo, que el término terapia es algo que suena depresivo o que es algo oscuro, o algo adonde sólo van los locos ¡*piénsalo* de nuevo! ¡*Todos* necesitamos que nos examinen del cuello hacia arriba! Hablo en serio. La terapia conductual cognoscitiva es excelente. Se trata de ver las cosas desde otro punto de vista, de retar las ideas preestablecidas y de encontrar una forma totalmente nueva de pensar.

De cierta forma, es como tener un entrenador para vivir la vida. Muchos nos *avergonzamos* al pensar que tenemos que hacer algo por nuestros cerebros. Pero ¿Por qué avergonzarnos? Es decir, ¡mira lo que hiciste por tu cuerpo, decidiste leer este cuestionado libro! El cerebro también merece unas sesiones de gimnasia.

Lo mejor es consultar a un experto, preferiblemente sin que nadie te acompañe. *No* tienes que decirle a nadie adónde vas. **Mantenlo en secreto.** Es posible que prefieras asistir a una sesión de grupo, donde tú no eres el centro de atención. Y si no puedes enfrentar salir de tu casa, ordena un libro ¡o por lo menos visita *Wikipedia* en línea!

Como especie, nosotros los seres humanos nos las hemos arreglado bastante bien. Podemos usar de manera inteligente nuestros pulgares, nuestros sentidos son sorprendentes y nuestro cerebro brillante, pero lo que nos hace *realmente* exitosos es compartir cosas y encontrar soluciones *juntos*. Ve a buscar buena ayuda humana anticuada, hoy.

TEN EN CUENTA LO SIGUIENTE CUANDO SE TRATA DE ADELGAZAR...

ADM 6 Nuestro antiguo cerebro piensa que el estrés es físico y libera cortisol.

ADM 5 El cortisol le indica a tu hígado que vacíe las existencias de carbohidratos en el torrente sanguíneo.

ADM 4 Si no los utilizas, se convertirán en más grasa corporal.

ADM 3 El movimiento no resuelve el estrés pero ayuda a absorber los carbohidratos liberados a causa del estrés.

ADM 2 Evita los azúcares procesados por el hombre (los que aparecen en las etiquetas con la terminación «osa») porque promueven el deseo de comer para encontrar consuelo.

ADM 1 El deseo de comer para encontrar consuelo, como resultado del estrés, es un círculo vicioso hasta que logres salirte de él.

¡ADM! ¡Encuentra la causa real de tu estrés y comienza a resolverla!

El sueño como tratamiento de belleza

Siempre nos han dicho que el sueño es importante. De hecho, nos lo dicen desde una edad muy temprana. Sin embargo, sólo se habla del sueño como algo que hacemos *cuando* estamos cansados, para evitar *cansarnos*. Noticia vieja. ¿Quieres la nueva?

En los últimos años, ha mejorado nuestra comprensión de la verdadera utilidad del sueño. Algunos de estos descubrimientos han sido muy recientes y aún la información no ha llegado a quienes más la necesitan. ¡Considera que ya te llegó!

Hay cinco razones sólidas para lograr dormir de forma fantástica, y quiero decir fantástica. No pases este capítulo a la ligera. Eso es lo que hacen la mayoría de los libros o de los expertos. Dormir es algo que hacemos durante el 30% de nuestras vidas y somos muy inteligentes como para ignorarlo. ¿No te impresiona que sea 30%? Piénsalo así: **¡podrías pasar más de veinte años durmiendo!** ¡Sí, también a mí me sorprendió!

El sueño aumenta tu metabolismo

Tu metabolismo es la tasa a la cual tu cuerpo utiliza la energía (las calorías). Mantenerlo elevado hace que tu vida sea más fácil (que seas más delgada, más sana). La gran mayoría tiene un metabolismo normal, ¡y esto incluye un *gran número* de gente!

Pero cuando cambias tu dieta, tu metabolismo suele bajar. Esto es porque tu cuerpo intenta protegerse del cambio, dado que el cambio es algo que el cuerpo va desarrollando con precaución. Sin embargo, dale tiempo y se adaptará al programa.

Mientras tanto, debes asegurarte de que funcione lo mejor posible, para hacerlo, tienes que dormir. Lo suficiente. Durante el sueño, tu metabolismo realmente disminuye. Es como tu computadora cuando entra en hibernación.

Tu cuerpo se toma un descanso. Si estuvieras pensando en hacer algo dos mil millones de veces (como las veces que tu corazón late durante la vida) ¡programarías también una modalidad lenta! Durante este tiempo, las cosas se reprograman constantemente. Es como empujar el *payaso de resorte* de nuevo al *interior de la caja.*

El sueño reprograma muchas sustancias químicas. Una de ellas es la **hormona de la tiroides,** es muy importante para quienes quieren ser delgados. La tiroides establece la velocidad de prácticamente todas las reacciones químicas del organismo. ¿A qué velocidad las quieres? A toda velocidad. *¡Sí señor,* capitán, acelere!

Si duermes *p-r-o-f-u-n-d-a-m-e-n-t-e,* como un bebé, la tiroides disminuye su velocidad durante la noche y luego RESORTA, como el payaso que sale de la caja ¡apenas te despiertas en la mañana! Es exactamente el patrón que deseas. Cuando la producción de la tiroides es alta, tu metabolismo está en modalidad turbo.

En cambio, si duermes mal, y tu tiroides no se reprograma debidamente, podrás funcionar, pero a duras penas. Con frecuencia sentirás más frío después de una mala noche. ¿Y lo primero es el *baño frío?* ¡Ay!

Esto se debe a que la tiroides afecta en gran medida tu

producción de calor. Podrías tomar tu temperatura todos los días si quisieras demostrarlo. Una forma más sencilla de hacerlo es fijarte en esa apariencia de piel de gallina que tienen tus antebrazos en las primeras horas de la tarde.

Aunque sentir frío parece ser *sólo* algo incomodo, es una señal de que tu metabolismo está extremadamente bajo. Recuerda que cuando pierdes calor estás perdiendo energía (calorías). Es necesario que duermas bien para maximizar este efecto.

El sueño mejora tu piel, tu pelo y tus uñas

Para obtener una reacción de ADM ayuda tener una piel, unas uñas y un pelo maravillosos. Perder grasa es el comienzo, también lo es aprender a comer con inteligencia. Pero lo que es más importante aún es qué calidad de células esté produciendo tu «fábrica». ¡Y el sueño ayuda al funcionamiento de esa fábrica!

Mientras duermes, tus células de belleza son reemplazadas. Es decir, nacen nuevas células de piel, uñas y pelo en las capas más profundas de tu piel. Toma tiempo (por ejemplo, de 2 a 3 semanas en la piel) para que las células lleguen a la capa superior y sean vistas. Una mala noche no se manifiesta instantáneamente en tu piel (a excepción de las ojeras transitorias).

Con frecuencia, vemos personas con una piel, unas uñas y un pelo maravillosos. Estas tres cosas están formadas del mismo material (proteína más sueño), de modo que si lo entiendes bien, procurarás mejorar simultáneamente estas tres áreas.

Si duermes mal noche tras noche, todas esas malas noches

en la fábrica empiezan a manifestarse. Es posible que tu piel se vea manchada, que no sane bien y que no cicatrice fácilmente. Tu pelo puede tener una apariencia opaca y caerse fácilmente. Y tus uñas pueden quebrarse, «¡con demasiada frecuencia!».

Una piel linda parece como porcelana, el material del que están hechos las copas y los platos más costosos. Un pelo hermoso es suficientemente fuerte para que lo puedas peinar sin temor. Y unas uñas largas y fuertes suponen que gastas menos dinero comprando uñas postizas.

Durante el sueño, la tasa de producción de células de la belleza se duplica. Hablemos de «el sueño como tratamiento de belleza». La Madre Naturaleza planeó esta visita a tu *salón de belleza privado* por alguna razón. La próxima vez que veas tu cama, piensa simplemente, «tratamientos gratis» y ¡ve por ellos!

El sueño aumenta todo lo bueno

Otra de las sustancias químicas cuya producción aumenta durante el sueño es la hormona de crecimiento. Es un poco distinta de las demás hormonas en cuanto a que su mayor producción tiene lugar *durante* las primeras horas de sueño. Entre mejor duermas, mayor será esta producción.

¿Por qué es tan importante la hormona de crecimiento? Porque incrementa la mayoría de nuestras otras sustancias químicas benéficas. Eso, por sí sólo, basta para recomendar la maximización del sueño. Pero la hormona de crecimiento no es un pony de circo. Es el caballo de un doble de los actores famosos, capaz de hacerlo todo ¡y de hacer que te veas deslumbrante!

La hormona de crecimiento ayuda a mantener el grosor de tu piel que, como lo acabamos de ver, recibe una renovación completa durante el sueño. Además, reconstruye el tejido muscular y fortalece tus tendones y ligamentos (esas partes de tu estructura que actúan como bandas que sostienen unidos tu esqueleto y tus músculos).

Y aunque eso pueda sonar no muy sexy, no es así. Para poder tener éxito continuo, necesitas mantenerte continuamente libre de lesiones y no estar enferma (y únicamente así podrás estar *libre de ansiedad*). La hormona del crecimiento ayuda a mejorar todo eso. Pero hay más.

La hormona de crecimiento quema grasa *mientras* duermes, especialmente si no has comido demasiado antes de acostarte. Aunque es tu hígado el que principalmente abastece el combustible durante el turno de la noche, la hormona de crecimiento también ayuda. Sólo un recordatorio, **las pocas primeras horas de sueño son vitales.**

Pero aún después de esas primeras horas de sueño, se sigue liberando hormona de crecimiento en pequeños pulsos. Cada uno de estos pulsos es distribuido a todo tu cuerpo, haciendo que tu piel, tus músculos, inclusive tu pelo y tus uñas crezcan debidamente. ¿Ya te estás quedado dormido? ¡Espera!

El sueño contrarresta los efectos nocivos de los carbohidratos

Oye, ¡sé que ya debes estar cansado de oír palabras técnicas! No te canses. Dales una oportunidad, conviértelas en tus amigas y te amarán por siempre. Sabemos que la insulina es una hormona que te ayuda después de haber comido.

Cuando comemos carbohidratos (o incluso cuando *pensamos* en ellos), la liberamos. Un exceso de carbohidratos que se abra camino a tu torrente sanguíneo de una sola vez es peligroso. Por lo tanto, la insulina aparece para recogerlos. Y, normalmente, hace un buen trabajo. Especialmente si has venido siguiendo los consejos de este libro.

Pero si duermes mal una noche, te conviertes literalmente en una «falla nocturna» cuando se trata de manejar el exceso de carbohidratos. Sigues bombeando insulina, pero parece haber perdido su habilidad de hacer que los carbohidratos lleguen a las células musculares.

Como es natural, esas células grasas siempre avaras ¡no parecen afectarse por nada! Después de una mala noche en la cama absorben todo el exceso de carbohidratos que les dejes a su alcance. Lo digo en serio, **puedes pasar de estar sana a estar casi diabética sólo porque has dormido mal. Y estar *casi* diabética significa estar *totalmente* más dispuesta a seguir engordando.**

Pero no te preocupes. Hay una excelente cura para este efecto transitorio ¡Se llama sueño! La misma investigación ha demostrado que tan pronto como recuperas el sueño, tu cuerpo controla todos esos carbohidratos indisciplinados que andan por ahí perdidos. La insulina empieza de nuevo a funcionar correctamente. Buena niña.

El sueño te da ánimo

Ya sabes lo que quiero decir, ¡te da energía, garbo, chispa! Todos sabemos que dormir mal hace que pasemos un día realmente *malo*. Literalmente no vemos la hora de terminar nuestro trabajo ¡e irnos a dormir! El sueño no es un accidente de la naturaleza, pero cuando lo perdemos es un desastre.

Hemos visto que el sueño incrementa tu metabolismo, te da una piel radiante y mantiene tus uñas, tu pelo y tus músculos en excelente estado, ayudándote inclusive a manejar debidamente los carbohidratos. Tal vez, lo principal es que te da energía.

No hablo de aquello que podemos medir en un laboratorio. Me refiero a ese algo que *confunde* a los científicos y a los psicólogos. Eso que realmente no podemos explicar. **No lo sabemos todo acerca del sueño.** Al menos aún no. Pero sí sabemos que nos permite *vivir bien.*

Con esto quiero decir que **podemos darle a cada día lo mejor de nosotros mismos.** Está bien, esto suena extremadamente confuso ¡para lo que se supone que debe ser un consejo claro! Lo que puedo agregar es que, entre aquellos que hacen grandes cambios en sus vidas (¡por ejemplo tú!), quienes duermen mejor, *funcionan* mejor.

Tal vez eventualmente encontremos los conocimientos científicos que respalden la razón por la que esto es así pero, por ahora, sólo has un acto de fe y créeme. El sueño te ayuda a enfrentar los retos. Ya sabes, ¡como despertarse y tener que darse un baño FRÍO!

¡Cómo dormir!

Tuve que poner este título entre signos de exclamación. ¡Claro que sabes cómo dormir! Es algo que traemos incorporado. Pero hay ciertas cosas que ayudan. Ciertos consejos para dormir funcionan sólo para algunas personas pero éstos pocos nos dan resultado casi a todos.

Duerme una vez al día

¡Las siestas son para los gatos! Los humanos duermen más profundamente cuando el período de sueño es largo.

Duerme en la noche

Tenemos que evitar toda la luz mientras dormimos, y ¡las noches son oscuras!

Duerme aproximadamente el mismo número de horas

¡No tiene que ser exacto! Sólo que al sueño le gusta un patrón regular.

Duerme con un despertador activado, pero no lo uses

Tenlo ahí por si acaso, pero proponte despertarte cuando sientas que quieres hacerlo.

Duerme sin sentirte lleno ni con hambre

¡Terminarás en la cocina o en el baño!

La cama está hecha únicamente para dormir

¡Hay quienes aún siguen escribiendo esta basura! La cama no es un féretro, es decir ¡está permitida para más de un uso!

TEN EN CUENTA LO SIGUIENTE CUANDO SE TRATA DE ADELGAZAR...

ADM 6 El sueño repara todo tu cuerpo y reajusta todos los principales sistemas.

ADM 5 Se asegura de que tu metabolismo queme correctamente las calorías.

ADM 4 El sueño libera la hormona de crecimiento que te permite perder grasa.

ADM 3 La hormona de crecimiento repara los músculos que te mantienen sana.

ADM 2 También hace que tu piel, tus uñas y tu pelo sean hermosos.

ADM 1 El sueño ayuda a que la insulina controle debidamente el exceso de carbohidratos.

¡ADM! ¡Que nada te impida dormir de forma fantástica!

Trabajo relacionado con la sed

El agua. Pura, simple y gratuita. Está bien, tal vez no siempre es *gratuita*. ¿Merece realmente el agua un capítulo aparte? Sí. Después de todo, somos en gran parte un saco gigantesco de esa cosa. Este extraordinario líquido transparente tiene un impacto en la pérdida de grasa y en muchas otras cosas.

Energía proveniente de la nada

El agua te mantiene activo. Nada malo para algo que tiene cero calorías. ¿Cómo puede ser? Para empezar, si tus células no están repletas de líquido, no podrán funcionar bien. Y me refiero realmente a todas las células.

Las células son como balones de fútbol. Si no están debidamente llenas (sí, ¡ya *sé* que los balones de fútbol no están llenos de agua!), no funcionan. Literalmente, no pueden cumplir su propósito. Si cualesquiera de tus células están deshidratadas, simplemente no se cierran.

Las células musculares no son diferentes. Pero en lo que sí difieren es que, a diferencia de otros muchos tipos de células, si no les permites beber lo suficiente, reaccionarán con furia de una forma obvia. Te harán sentir más débil.

Si les das apenas 3% menos de lo que desean, tu nivel de desempeño disminuirá hasta el 30%. ¡Esto equivale a una verdadera salpicadura de mal karma! Y si te sientes tan débil, a duras penas podrás desempeñar tus funciones de un día normal.

Lo que es aún más peligroso es estar sólo *levemente* deshidratado. ¿Por qué? Porque puedes atribuir tu cansancio a una mala noche, a la comida ¡o simplemente a «un día en el que tu pelo no está como debería estar!». Y en el fondo de *todo* ese trabajo de adivinanza, «Ay, ¿por qué estaré *tan* cansada?», podría tratarse simplemente de tu sequía personal.

Cuando estás activa durante tus sesiones de movimiento, sudas y pierdes más agua con cada respiración. Cuando has terminado, sigues perdiendo agua a una tasa mayor porque aún te estás enfriando. Pierdes agua aunque estés *dentro* del agua.

El agua te hace crecer

Cuando no tenemos agua suficiente, parece disminuir nuestra producción de hormona de crecimiento. No sólo eso, sino que no se incrementa su producción durante el movimiento, algo que normalmente es tan predecible como que a los hombres se les escurra la baba mirando a Angelina.

La biología y la química de esta afirmación no son sencillas (me refiero a la hormona de crecimiento, no a por qué los hombres se emboban al ver a Angie ¡eso es fácil de entender!). La deshidratación interrumpe la producción de la hormona de crecimiento. En caso de que lo hayas olvidado, la hormona de crecimiento desarrolla los músculos, elimina la grasa e inclusive mejora la calidad de tu piel.

Los **riñones** controlan gran parte del suministro de agua de nuestro cuerpo. Si pierdes demasiada agua, tu cerebro y tus riñones conversan y *¡no te dejan* ir al baño! Así ahorras agua. Pero si necesitas agua con urgencia, la obtendrás *de* la sangre.

Obviamente, hay un límite en cuanto a lo que el organismo puede hacer. Después de todo, no estamos conectados a un hidrante. Por lo tanto, es necesario prestarle una pequeña ayuda. Para quienes son curiosos, parece que la cantidad de agua que tienes no afecta el proceso de formación de arrugas en tu piel.

Esto se debe a que las arrugas empiezan a nivel de la capa más profunda de la piel, llamada **dermis.** La dermis siempre está llena de agua, al igual que el nivel de agua del subsuelo. Esta capa se daña por un exceso de rayos UV (del sol), demasiada comida chatarra (la dieta) y un exceso de uso, por ejemplo, fruncir el entrecejo (¿quieres decírselo a Kristen o se lo digo yo?).

¿Alguien ha visto mi agua?

Entonces sabes que tener agua suficiente mantiene contentos a tus músculos y que te devolverán el favor al no hacerte sentir débil. Sabes también que tener un buen suministro de agua garantiza que la producción de la hormona de crecimiento se incremente adecuadamente con el movimiento.

La pregunta que se estará formando ahora en tus labios resecos es: «¿Qué tanta agua necesito?». Durante años, los científicos inteligentes han venido diseñando ridículas respuestas complejas a esta sencilla pregunta. Tal vez nuestra obsesión por el agua los ha mantenido encerrados en sus laboratorios.

Está la idea generalmente aceptada por el público de «ocho vasos de agua por día», hay también fórmulas especiales (¡te dije que jamás escaparíamos de ellas!) y están las teorías según las cuales debes examinar constantemente el color de tu orina ¡cada vez que vayas al baño!

Pero la respuesta es obvia. **Bebe cuando tengas sed.** De inmediato, puedo oírte gritar, «¡Para entonces será demasiado tarde!», o tal vez dirás esa afirmación que parece inteligente, «La sed no es un buen indicador de la hidratación». ¡Tonterías!

Nuestro organismo controla su nivel de agua de forma sorprendente. En la era de la tecnología moderna, nuestros sistemas son muy superiores a cualquier cosa que se haya inventado. De hecho, nuestro control del agua sólo falla en situaciones extremas. ¿Como cuáles?

Como durante los períodos de movimiento constante e intenso, en un clima cálido. Por ejemplo, durante una maratón. Inclusive entonces, hay que tener cuidado de no exagerar. Los corredores mueren por exceso de agua, porque así diluyen las sustancias químicas que hacen que su corazón siga bombeando.

Volvamos al consumo de agua insuficiente. Se requiere cierto tipo de mente para ignorar la señal de la sed. Alguien que *se obligue* a no hacer nada al respecto. Y, si continúas haciéndolo, eventualmente encontrarás (o te alcanzarán) los problemas. Por lo tanto, **sólo presta atención a tu sed.**

Para reponer el agua, tu organismo comienza por tomarla de cualquier parte. El agua misma es la fuente más rápida, seguida de los alimentos que contienen gran cantidad de agua. Y, en realidad, esto incluye la mayoría de los alimentos. Aún los que parecen secos, como el pan, contienen agua. Sí, ¡me temo que no hay ninguna razón oficial para que «hidrates» el pan con mermelada!

¡Creo que beber agua pura es muy aburrido! Aún así, evito utilizar productos de agua saborizada. **Los edulcorantes artificiales son malas noticias.** Le indican a tu cerebro que, «la cena está servida», lo que afecta tus reacciones químicas y disminuye la pérdida de grasa corporal a la vez que incrementa tu sensación de hambre.

Tal vez hayas oído hablar de cosas que te hacen perder agua. Se conocen como diuréticos. Una de ellas es la cafeína. Le susurra a tus riñones que, a la vez, te susurran a ti diciéndote: «Oye, ¿por qué no vas al baño?».

Sin embargo, repito, la investigación moderna ha exagerado este efecto. La cafeína y el té siempre se consideraron como bebidas ¡que nos convertían en ciruelas pasas! Realmente esto no es así. Puedes confiar en el diseño inmaculado de tu cuerpo y **confiar en tu sed.**

Deseo agregar otra cosa más a esta sección, en cuanto al no agregar *nada*. **Todo lo que tu cuerpo desea es agua.** No necesita los minerales del *agua mineral.* Y, realmente, ¡la mayoría de esas agua minerales contienen pocos minerales! Para minerales, consume alimentos.

En términos de la limpieza del agua que consumes, conviene obtener la mejor agua que puedas. Y eso es difícil. El agua embotellada puede llegar a tener hasta dos años para cuando te la tomas. Permanecer en bodegas oscuras por cien semanas ¡no es algo que podamos llamar frescura como la que nos muestra los comerciales!

Por último, tomar agua con las comidas no te impide realmente comer en exceso. Pero, si tomas algo *que no sea* agua, como una bebida gaseosa, definitivamente estarás consumiendo más calorías (y unas calorías muy poco nutritivas).

TEN EN CUENTA LO SIGUIENTE CUANDO SE TRATA DE ADELGAZAR...

ADM 6 Necesitamos agua, ni mucha ni muy poca.

ADM 5 Si las células de los músculos no reciben agua suficiente, te sentirás más débil.

ADM 4 La debilidad te lleva a sentirte cansado, ¡lo que te lleva a quemar menos calorías!

ADM 3 La deshidratación impide que la hormona de crecimiento actúe debidamente.

ADM 2 Tu cuerpo obtendrá agua de cualquier líquido e incluso de alimentos sólidos.

ADM 1 Evita el uso de agua saborizada ya que los edulcorantes arruinan el apetito y la capacidad de quemar grasa.

¡ADM! ¡Sólo presta atención a tu sed y cuando la oigas, bebe!

Esos hoyuelos no tan lindos

La **celulitis.** Aparentemente, es algo que sólo ha estado por ahí desde 1968, cuando esta palabra ingresó por primera vez a nuestro idioma. Por extraño que parezca, si preguntas a la mayoría de las mujeres, insistirán en que ¡es algo que ha existido siempre! Este extraño problema que destroza la confianza afecta a muchísimas jóvenes.

¿Qué es la celulitis? Bien, para aquellas que la tienen, definitivamente sabrán cómo se ve. Es más común en los muslos de las mujeres, se presenta como pequeño hoyuelos que son especialmente notorios cuando las piernas se estiran, se aprietan o se tornan flácidas.

Muchos científicos, aún en 2012, no logran ponerse de acuerdo acerca de *qué* es la celulitis. Aunque gran parte de esto se debe a una sincera confusión científica, es posible que algunas de las incertidumbres se deban a razones misteriosas. Esas razones son el *negocio* de la celulitis.

Cifras redondas

La celulitis es algo que la comunidad médica rara vez ha investigado. Sin embargo, a intervalos de pocos años parece surgir alguna «novedad» al respecto. Sigue este buen consejo. Nunca te dejes engañar por el término **estudios clínicos.**

Un estudio clínico es un estudio en una clínica, ¡en cualquier clínica! Podrías iniciar uno en *tu* propia habitación. Sin embargo, ¡no te recomendaría que lo llamaras «Clínica de mi Habitación»! Sería preferible algo en latín como «Investigación Domus» («Investigación Casera») ¿Ves lo que quiero decir?

Estas definiciones engañosas pero absolutamente legales nos llevan a creer que estamos escuchando datos científicos. La mayoría de los estudios clínicos son financiados por firmas de cosméticos que podríamos describir mejor como ¡creadoras de ciencia ficción!

Los únicos estudios genuinos llevan la indicación **revisado por colegas,** y se publican en revistas científicas especializadas leídas por los colegas más especializados, los «pares» (los griegos de mayor edad). Cuando se trata de celulitis, los estudios disponibles son mucho más escasos de lo que pudieras creer.

Entonces, ¿qué es lo que *realmente* sabemos? En primer lugar es una de las cosas más molestas. Genética. Aunque hasta un 80% de las mujeres tienen celulitis, su grado de severidad varía y la mayoría de ese grado de severidad no es culpa nuestra. No puedo dejar de preguntar, ¿por qué no elegiste los padres correctos?

En segundo lugar, sabemos que es algo que sólo se ve excepcionalmente en los hombres. Esta es una buena pista. Los hombres tienen pieles más resistentes. Cuando algunos hombres pierden testosterona (una hormona) empiezan a tener celulitis. La testosterona engruesa la piel, ¡y se hace también más gruesa la trama de la historia!

En tercer lugar, hemos podido observar que en la mayoría de las mujeres, a medida que envejecen, la celulitis parece empeorar. Es posible que al envejecer, las personas que se han expuesto más al sol, que han llevado unas dietas inadecuadas y que han llevado la mayoría del tiempo una vida poco sana, ésta sea más frecuente. Pistas, pistas, pistas.

Cuando sumamos todos estos factores, parece que **la celulitis está compuesta de pequeños sacos de grasa distribuidos de manera no uniforme, justo bajo la piel.** ¿Cuál es la causa? La grasa no se está depositando de manera uniforme o una parte de ella se está desprendiendo mientras que las demás partes permanecen adheridas.

Si se trata de que la grasa se está depositando de forma irregular, ¿cuál podría ser la causa? Tenemos células grasas por todo el cuerpo. El *lugar* donde se depositen estas células grasas se decide tal como fuiste decidida tú. Esto significa, el minuto en el que fuiste «empollada», ¡a falta de otro término más relacionado con las pollitas!

Aunque no puedes elegir *dónde* deban estar las células grasas, esto no significa que esas células tengan que *ser* gordas. Las células grasas pueden estar llenas de grasa o pueden ser como bolsas de supermercado vacías. Esto significa que aún si tienes muchas células grasas, ¡no estás automáticamente destinada a convertirte en campeona mundial de balancín!

Sin embargo, si decides seguir acumulando grasa, las células grasas se siguen engordando felices, absorbiendo toda la basura que les mandas. Con el tiempo, *ellas* también se llenan. Si las llegas a engordar más, se convierten en gorditas enormes y después, BUM, explotan y se dividen en dos. Así como lo oyes ¡se duplican! Esta es una oferta de 2x1 que nadie va a adquirir.

Podría ser que, cuando *eso* ocurre, desarrollemos lo que conocemos como celulitis. Las células grasas que alcanzan sus límites (límites que son personalmente tuyos), algunas de ellas se dividen y luego se deposita encima de ellas una cantidad mayor de células en lugares aleatorios. **Una explosión y reubicación masiva de células bajo la superficie.**

Esto sólo ocurre si te permites engordar. ¿Qué tanto? Es

difícil decirlo. En algunas personas, y en ciertas partes del cuerpo, esto ocurre con frecuencia. Definitivamente, si desarrollas más células grasas, aumentarás tu potencial de ser gorda de pies a cabeza. ¡Eso no es bueno!

Para evitarlo, **mantente delgada mientras aún eres joven.** Es decir, todo el tiempo, hasta que cumplas veintiún años. A partir de ese momento, es mucho más difícil que las células grasas se dividan. Aunque para las que quieran romper el récord de romper células grasas, ¡no es imposible!

Celulitis en una mujer joven

Es posible que algunas estén leyendo este libro y pensando: «Conozco mujeres jóvenes que no son gordas y que, *sin embargo*, tienen celulitis ¿Qué pasa con ellas?». Y esa sería una buena pregunta. Normalmente, la celulitis es menos común en personas delgadas, aunque puede darse. ¿Por qué?

Puede ser por las razones que ya has leído, combinadas con otro problema. La *calidad* de la piel. La piel es el mayor de nuestros órganos y el reflejo externo de lo que ocurre en nuestro interior, ¡y ese interior es siempre muy complejo!

Volviendo a lo que sabemos acerca de los hombres y la celulitis, parece que aunque los hombres engordan, rara vez desarrollan celulitis. Por lo general, la piel de los hombres es más gruesa que la de las mujeres. Esto se debe a que tienen una cantidad ligeramente mayor de **colágeno** y **elastina.**

Estas dos sustancias son los ladrillos y el cemento de la piel, y, literalmente, la mantienen entera. Si construyes un muro grueso, no sabrás lo que está pasando al otro lado. Si construyes uno más delgado, o si dañas el que tienes, la historia cambia.

La piel más gruesa se ve más lisa, sin importar lo que está sucediendo bajo la superficie. Los hombres podrían tener cantidades iguales de células grasas y de células que explotan y se abren en dos, pero debido a que su piel es más resistente, no hay forma de saberlo, ¡*por lo tanto*, no es justo!

Cómo desquitarse

Está bien, ¡ya te aburriste de leer acerca de la suerte genética de los hombres! Lo que quieres saber es si hay algo que puedas hacer para eliminar la celulitis. Sí lo hay. Ya has visto antes todas estas ideas, pero ahora, es posible que las veas bajo una luz diferente.

Protuberancias en la noche

Sí, suena muy aburrido, una buena noche les ayudará a tus muslos. Esto se debe a que el sueño es lo que produce una gran cantidad de hormona de crecimiento. Sin lugar a dudas, la hormona de crecimiento engruesa la piel y esto la hace más lisa, y menos propensa a permitir que aparezcan esas pequeñas protuberancias.

Toma mucho tiempo

Aún si ignoras cómo te engordan los carbohidratos, eventualmente será muy difícil ignorar lo que le hacen a tu piel. Un exceso de carbohidratos producirá **Avanzados Productos Finales de Glicosilación,** AGES (siglas en inglés que significa mucho tiempo). Ya lo sé, la sigla en inglés es realmente AGEP. Pero ¡digamos que podemos jugar aquí con las siglas!

¿Qué son AGES? Son proteínas que se han dañado por niveles excesivos de carbohidratos que se les adhieren. El colágeno y la elastina, los ladrillos y el cemento de los que está hecha tu piel, son proteínas cuya estructura se daña fácilmente por esta razón. Como puedes imaginar, es difícil construir un buen muro (piel) con ladrillos rotos.

El daño producido por las AGES afecta casi todo el organismo. En la piel, causa debilitamiento y arrugas, lo que empeora la celulitis, o hacen que aumente el riesgo de tenerla. Llegan a afectar inclusive las arterias del corazón. Algunos nutrientes vegetales podrían protegernos contra esto, pero esa investigación es difícil de hacer.

Las AGES se combaten con una dieta que contenga un nivel adecuado de carbohidratos. En especial, es muy importante evitar los azúcares manufacturados (incluyendo los que terminan en «osa»). Estos atacan más rápidamente el colágeno y la elastina haciendo que tu piel se vea más vieja de lo que dice tu certificado de nacimiento.

Si has comido mal durante mucho tiempo, cambiar a una dieta con un menor contenido de carbohidratos producirá cambios notorios. En 6 semanas habrás producido de 2 a 3 lotes de piel totalmente nueva, mejor alimentada y de apariencia *mucho más* saludable. Si lo sigues haciendo por un año, podrías devolver el reloj diez años (los resultados pueden diferir de una persona a otra, es decir, si tienes doce años ¡no podrás llegar a verte de nuevo como cuando tenías dos!).

Usa los hierros para que todo quede liso

Hacer ejercicios con pesas podría ayudar a eliminar la celulitis (o a evitar que aparezca). Aumentar tus reservas de hierro no sólo aumenta la producción de hormona de crecimiento, que hace más gruesa la piel, sino que puede aumentar significativamente el flujo de sangre en un área determinada. Y eso es excelente.

Todos los movimientos aumentan la circulación, pero cuando te concentras en mover un área específica, la sangre *realmente* circula por ahí. Si haces ejercicios con pesas para fortalecer tus muslos, los músculos llevan sangre a las depresiones y rincones más pequeños.

Algunas investigaciones *sugieren* que la apariencia irregular de la celulitis podría deberse a que algunas células no reciban suficiente flujo de sangre y nutrientes. Esto podría ser o no correcto. Pero lo que es cierto es que mejorar tu flujo sanguíneo no hace daño.

Entonces sigue moviéndote como siempre lo haces pero asegúrate también de trabajar con pesas al menos tres veces al mes, e incluye movimientos para tus muslos. Piénsalo bien, es algo que te tomará probablemente treinta minutos al mes. Sin duda, vale la pena.

Incrementar el drenaje

En un par de secciones, *Baños fríos* y *Trucos de fiesta con balones,* hablamos de algo que se conoce como el sistema linfático. Es nuestro segundo sistema circulatorio, por él circulan cosas que incluyen proteínas y grasas, y glóbulos blancos, que ayudan a eliminar las enfermedades.

Ya hemos visto también que algunas investigaciones sugieren que la celulitis podría deberse a áreas que tienen mala circulación. Mejorar la circulación es una forma de contrarrestar la celulitis, pero podría ser útil drenar tu sistema linfático. Digo drenar, lo que significa hacer que el líquido *se mueva de un sitio a otro.*

Para lograrlo, cepillarse la piel durante el *baño frío* podría ayudar. Recuerda, para esto se requiere una leve presión y siempre debes cepillarte *hacia* el corazón. Afortunadamente, dentro de la tina puedes llegar prácticamente al área que más se afecta por la celulitis, tus muslos.

Fuera de esto, la única otra forma de aumentar el flujo del sistema linfático es respirar profundo. Con frecuencia, los expertos hacen referencia a cosas como jogging como formas de lograr este efecto. Eso funciona, pero no tiene que ver directamente con el jogging en sí mismo. Se debe, principalmente, a que al hacerlo, mejora la respiración.

Cuando respiramos profundo, la presión aumenta y obliga a que una cantidad de linfa se mueva por el sistema. Inflar globos es excelente porque nos obliga a entrar en un patrón regular de respiraciones profundas.

Aunque inflar globos es un excelente ejercicio para los músculos que funcionan durante este movimiento (lo que hace que tu estomago se torne más plano), también respiramos profundo de forma natural. Respirar profundo es excelente para una buena salud y para la liberación de hormona de crecimiento ¡de modo que mantén flotando los globos!

Sí, justo eso. Al principio del capítulo se refiere a la forma como las células grasas se llenan, pero es necesario un recordatorio rápido. **Lo mejor que puedes hacer para reducir la celulitis, o para evitarla, es asegurarte de que tu talla sea la correcta.** Y eso significa, definitivamente, no ser demasiado gorda.

No te puedo dar un peso exacto ni tampoco un tamaño preciso para tus muslos. La respuesta se esconde en lo más profundo del código genético. Pero sí puedo decir que si **adelgazas,** habrás reducido el tamaño de las células de grasa individuales y eso mejorará la estructura de tu piel.

La verdad acerca de las «curas» para la celulitis

No funcionan. Qué forma de iniciar un párrafo. Simplemente no quería hacerte perder el tiempo. Lo puedes aprovechar mucho mejor moviéndote, mejorando tu dieta e inclusive no haciendo nada (durmiendo). La industria de los productos de belleza se encuentra agazapada en algún lugar entre la industria de alimentos y la industria de medicamentos.

Por esa razón, suele escaparse de las reglamentaciones que se aplican a las industrias que tiene a cada lado. Como ya lo dije, los estudios clínicos significan muy poco. La mayoría de las cremas no pueden llegar a la dermis, que es la capa más profunda de tu piel. Algunas células grasas se encuentran aún más abajo.

Aunque veas las palabras «mejora tu apariencia» da un paso atrás y lee la frase de nuevo. Significa en realidad, «no podemos arreglarla, pero la ocultaremos por unas cuantas horas». Excelente si vas a ir a una fiesta, pero debes aceptar que la celulitis simplemente no se irá del todo.

La liposucción no es una buena solución. Puede eliminar un gran número de células grasas, pero también puede dejar cicatrices. Es imposible predecir cómo reaccionará tu piel, o todo tu organismo, a una cirugía. Sé buena contigo misma. Busca otra alternativa.

TEN EN CUENTA LO SIGUIENTE CUANDO SE TRATA DE ADELGAZAR...

ADM 6 Probablemente la celulitis sea un exceso de células grasas o unas células grasas demasiado grandes para tu piel.

ADM 5 La estrategia inicial tiene que ser la de disminuir tu grasa corporal en general.

ADM 4 Si tienes menos de veintiún años, permanece delgada para evitar que las células grasas se dupliquen.

ADM 3 Duerme profundamente para estimular la producción de la hormona de crecimiento que fortalece tu piel.

ADM 2 Mantén baja tu ingesta de carbohidratos ya que consumirlos en exceso dañará la estructura de tu piel.

ADM 1 Cepilla tu cuerpo mientras estás en la tina, para activar la circulación linfática.

¡ADM! ¡Pon en práctica todos estos consejos y verás lo que ocurre al cabo de 2 o 3 semanas!

Verde de la envidia

Aunque el café es excelente en la mañana, no puedes seguir tomando una taza de café tras otra a lo largo del día. Cualquier cosa en exceso tiende a no ser buena para ti. Además, el café, incluyendo la cafeína que contiene, es también nocivo si se consume en exceso.

El café activa tu sistema nervioso central, por lo que tomarlo constantemente podría activarlo en exceso. En el peor de los casos, puede hacer que tu corazón pierda el ritmo de sus latidos. Es algo que da miedo sentir e incluso puede ser peligroso.

Además, para algunos, consumir cafeína sin límite disminuye su efecto. Es simplemente el organismo que intenta protegerse de un exceso de estímulo. Después de que esto ocurre, se requiere mucha más cafeína que antes para obtener la misma activación.

Para evitar esto, conviene tomar tu principal fuente de cafeína una vez al día, lo ideal sería poco tiempo después de despertarte. Así, obtienes todos los beneficios y ninguno de los problemas. Sin embargo, la cafeína pierde eventualmente su efecto.

Para que eso ocurra deben transcurrir unas seis horas. Después de ese tiempo, tenemos aún ante nosotros una gran parte del día. Afortunadamente, la naturaleza nos ha dado ¡otra poción secreta! El **té verde.** Contiene algo de cafeína, pero no lo suficiente como para producir un caos. Y contiene además otras cosas buenas.

Las hojas de té verde pertenecen a la misma familia de las del té normal, pero no se ha permitido que reaccionen al aire por mucho tiempo. Debido a su frescura, el té verde contiene grandes cantidades de algo llamado **Galato de Epigalocatequina.** Memorízalo.

¡Apuesto que no me creíste! La EGCG (por sus siglas en inglés) es una sustancia potente. Hace hasta tres cosas sorprendentes a la vez. Debido a que el té verde es barato y fácil de conseguir, sería una locura no incluirlo en tu arsenal para eliminar la grasa.

El espantapájaros de té verde

Aparentemente, el té verde reduce el apetito, y eso es excelente. ¡Esto no significa que dejes de esperar con entusiasmo tus comidas! Simplemente pone el apetito en el nivel que le corresponde. Ni muy alto ni muy bajo. Justo *en donde debe estar.*

Lo hace incrementando una sustancia química conocida como norepinefrina (o también como noradrenalina). Esta sustancia química se libera cuando tu organismo cree que está siendo amenazado (por ejemplo, por un dinosaurio, una compañera de trabajo, una profesora) y por esa razón, **el té verde puede reducir el apetito.**

Hacer la digestión requiere una cierta cantidad de energía y un alto suministro de sangre. Si tu cerebro piensa que estás a punto de iniciar una pelea, necesita que tengas oxígeno donde se requiere. Eso significa en tu corazón y en tus músculos. El apetito disminuye.

El horno del té verde

La sustancia química de la que acabamos de hablar, la norepinefrina, disminuye el proceso digestivo. Sin embargo, el organismo no es tonto, y se da cuenta de que si estás en problemas, y si has dejado de procesar alimento en tu estómago, eventualmente necesitarás energía de alguna fuente.

¡Y helo aquí! El té verde actúa como el igualmente verde Shrek, cuando sacó a la Princesa Fiona de su torre. En nuestra analogía, ¡la Princesa representa la grasa corporal que anteriormente había estado encerrada bajo llave! Mis disculpas, su majestad. **El té verde te ayuda a «rescatar» la energía de la grasa almacenada, y a utilizarla.**

El perro ovejero del té verde

Las sustancias químicas del té verde te ayudan también a manejar el exceso de carbohidratos después de las comidas. Lo logra al hacer que tus músculos tengan una mayor capacidad de absorberlos. Esto significa que los carbohidratos que puedan haber quedado rezagados tienen menos probabilidad de terminar dentro de tus células grasas.

El té verde logra este efecto al hacer que tu insulina actúe mejor. Sin embargo, te recuerdo *una vez más* lo importante que es hacerlo. La insulina es el pastor responsable de sacar nutrientes de la sangre y llevarlos a las células.

La descripción de su principal responsabilidad no es llevar los carbohidratos a los músculos. Pero también tiene una pequeña función en cuanto a *otros* nutrientes. Esto es lo que yo llamo *la función de perro ovejero* (en lugar de la *función de pastor*,

que consiste en encontrar un lugar para el rebaño de carbohidratos excesivos).

El perro ovejero del té verde te ayuda a llevar nutrientes
como *proteína, vitaminas* y *minerales* al interior de las células
musculares e inclusive al interior de tus órganos. Esto es
excelente si estás perdiendo grasa corporal, dado que se asegura de que tus músculos encargados de quemar calorías se
mantengan en buen estado.

Seguir una dieta hace que algunas personas pierdan una
gran cantidad de peso muscular. Por muchas razones, la pérdida muscular no es buena. Es una locura, pero beber una
pequeña cantidad de té verde ayuda a la insulina a funcionar
lo que, a su vez, ayuda a los músculos a mantenerse fuertes
¡Resultados!

Nos desempeñamos muy bien trabajando juntos

El té verde da mejores resultados cuando se *combina* con otras
cosas saludables. Por ejemplo, ¡con todo lo que leas en este
libro! por sí mismo, parece aumentar la pérdida de calorías en
cerca de 50 a 100 calorías por día. Pero, naturalmente, las
calorías no son la historia completa.

Cuando el té verde se combina con movimiento adicional
y mejor selección de alimentos, es posible que su efecto sea
mucho más potente. Esto es lo que se conoce como **sinergia.**
Es cuando ciertos cambios individuales de alguna manera se
refuerzan cuando se producen *simultáneamente,* es decir, es una
forma elegante de mostrar que $1 + 1 + 1 + 1 = 4$.

Cuándo y cómo tomar el té verde

Todos somos diferentes, pero la investigación sugiere que el té verde empieza a tener efecto en realidad cuando se toman 2 o 4 tazas al día. Esto equivale a una cantidad de 16 a 32 onzas (aproximadamente 500 ml a 1.000 ml). Ya sé que eso suena como ¡una cantidad aterradora de líquido!

Hay suplementos de té verde (como cápsulas y tabletas). No los recomiendo ¿Por qué? Porque ¡tu estómago haría mucho ruido! Pero, ahora en serio, siempre que sea posible, una fuente natural suele ofrecer la mayor pureza y la mayor seguridad. Consúmelo líquido.

El té caliente es difícil de tomar. De hecho, ¡tal vez detestes el sabor de té verde a cualquier temperatura! Puedes dejarlo enfriar por completo y usarlo como sustituto del agua a lo largo del día, o alrededor de la hora de tus sesiones de movimiento.

Recuerda que lo que buscamos son las sustancias químicas especiales y, por lo tanto, **no debes agregar azúcar ni leche a tu té verde.** Si lo haces, anularás el efecto de quema de grasa. Es mejor no tomar té verde ¡que un frapé de té verde con mocha-choco-late!

La mayoría de las marcas que se venden en los supermercados modernos son de buena calidad. Tal vez es aún mejor el té verde suelto que puede conseguirse en las tiendas naturistas chinas. Lo importante es que dejes que el té (o la bolsa de té) permanezca dentro del agua caliente de 3 a 5 minutos.

Si tomas té verde con las comidas, sería mejor tomarlo al final. Aunque el té verde antes de las comidas promueve la producción de sustancias químicas valiosas, te puedes llenar fácilmente y no vale la pena disminuir el *placer* de una buena comida.

El contenido de cafeína del té verde, en las cantidades que he recomendado, es lo suficientemente bajo como para no producir problemas en la mayoría. Como he repetido una y otra vez, todos somos diferentes y si ves que incluirlo en tu dieta te desvela en la noche, toma una taza menos al día.

TEN EN CUENTA LO SIGUIENTE CUANDO SE TRATA DE ADELGAZAR...

ADM 6 El té verde tiene EGCG, una sustancia química que activa los neurotransmisores.

ADM 5 Éstos reducen levemente tu apetito.

ADM 4 Aumentan además la capacidad de quemar grasa corporal entre comidas.

ADM 3 El té verde mejora la capacidad de la insulina de absorber el exceso de carbohidratos.

ADM 2 Toma de 2 a 4 tazas al día (16 a 32 onzas / 500 a 1.000 ml).

ADM 1 No agregues leche ni azúcar, de ser posible.

¡ADM! **¡Toma té verde y déjalas verdes de la envidia!**

Mentiras y el texto impreso

Muchos no tenemos problemas en creer lo que leemos. Si está en negro y blanco, *debe ser cierto*. El texto impreso tiene un aspecto mucho más confiable que el antiguo texto manuscrito. Pero esta costumbre de ver y creer puede ser peligrosa para tu salud.

Esta sección es un salpicón de cosas que tienes que saber ¡al entrar… en el supermercado! Puede ser un lugar confuso y, a veces, lleno de mentiras. **Debes ser inteligente para no dejarte ganar por las mentiras oficialmente impresas,** pero es algo que *se puede* lograr.

¿Es un regalo o un empaque?

El empaque. Dice. Mentiras. No te sirve de nada. La razón sólo está ahí para vender el producto. La industria de los productos alimenticios es inmensa y, para destacarse, las empresas hacen lo que pueden para evitar que compres una marca diferente. ¿Cómo lo harías tú?

Tiempo atrás, se limitaban a indicar las ventajas del sabor de sus productos. Aunque el sabor es personal, anunciarlo para venderlo en el mercado sigue siendo una actividad lícita. Pero, ahora, las empresas saben que no compramos los alimentos sólo por su sabor, o por su apariencia. Los relacionamos con nuestro cuerpo.

Cuando digo cuerpo, me refiero a dos aspectos diferentes.

Pensamos cómo puede afectar el alimento *nuestro exterior* y cómo puede afectar *nuestro interior*. Los empaques llamativos y el sabor agradable tienen sus limitaciones, pero no hay limitación para nuestra imaginación, nuestras preocupaciones y nuestras esperanzas.

Todos tenemos preocupaciones de vez en cuando. Puede ser nuestro peso, puede ser nuestra piel o tal vez la forma como nos sentimos. Por lo tanto, tenemos también la esperanza de poder llegar al peso que queremos, a tener una excelente piel y a sentirnos súper saludables. Es decir ¿Quién *no lo querría?*

Llevamos todas estas ideas con nosotros a todas partes, buscando respuestas. Ya sea que estés en un supermercado, o mirando televisión, o simplemente caminando por la calle, tu cerebro no deja de buscar formas de reducir sus preocupaciones o de satisfacer sus esperanzas. Las empresas productoras de alimentos *dependen* de esto.

Además, utilizan esas preocupaciones y esperanzas nuestras para diseñar y vender productos alimenticios que hagan sonar las campanitas de todos esos sectores de preocupación en nuestras mentes. En teoría, los gobiernos tienen dependencias que se aseguran de que las empresas productoras no nos digan mentiras. Es un trabajo muy difícil y, es natural, ¡alguien tiene que realizarlo de forma inadecuada!

A partir de los primeros años de la década de 1980, los alimentos de las góndolas de nuestros supermercados comenzaron a cambiar. Se convirtieron en buenos para el corazón, buenos para la salud, bajos en calorías, bajos en grasa y, más recientemente, han empezado a mostrar que son altos. Ser altos en *nutrientes* ¡qué tontería!

A medida que aumenta nuestra obsesión con la salud y la buena apariencia, aumenta también la obsesión de las empresas productoras de alimentos que quieren aprovechar esto para ganar dinero. El problema está en que las empresas se han vuelto muy ambiciosas. Y ahora, casi todos los productos que encontramos en el supermercado ¡ostentan la palabra «saludable»!

Es cierto que ningún alimento merece ser considerado «no saludable», a menos que sea lo único que comas o bebas. Pero también es justo decir que no podemos pensar que todos los alimentos sean *tan* «saludables», es decir, que consumirlos en *mayores* cantidades nos haga ser *más* saludables.

Tan pronto como los tiburones comenzaron a tildar sus alimentos de «saludables», los peces chicos se vieron obligados a hacer lo mismo, a riesgo de que sus clientes cambiaran de marca. Los productores de yogur, cereal y refrescos iniciaron la tendencia y es un hecho que no van a suprimir esos letreros mágicos.

Hay unas cuantas formas en las que las empresas productoras de alimentos (y los supermercados) utilizan estas *mentiras y textos impresos*. Veamos algunos de los principales ejemplos. Una vez que seas consciente de ellos, podrás pasar derecho ante ellos con paso firme.

Las ranas venenosas y los alimentos

Orgánico. Sigue siendo una elegante palabra de moda. Los alimentos orgánicos garantizan que no contienen sustancias químicas artificiales. Eso es excelente, porque quién puede saber lo que ciertos elementos químicos pueden hacer a largo plazo. Pero la palabra «orgánico» no puede garantizar que un alimento sea sano.

En lo más profundo de la selva amazónica, hay ranas, cuya

piel nos envenena con sólo tocarla. Algunas de éstas son más venenosas que *cualquier cosa* que pueda elaborarse en un laboratorio químico. Es decir, *aún* hoy, nos podemos envenenar con ellas. Pero, adivina, ¡son orgánicas!

¿No te parece que las analogías extremas con las ranas son fascinantes? Mira, si fuera a *decidirme* por un alimento, y encontrara dos versiones de dónde elegir, una orgánica y otra no, elegiría la orgánica. Pero sé que cuando se trata de ciertos alimentos, orgánico ¡es simplemente una palabra que utiliza todas tus fichas de Scrabble y aún te falta una!

Las empresas productoras de alimentos utilizan el término «orgánico» para vendernos cosas que normalmente ni siquiera tendríamos en cuenta. Si eres consciente de tu salud, las palabras «pizza orgánica» te suenan como algo menos dañoso que sólo «pizza». Literalmente ¡se me aguó la boca después de escribir esta frase!

Usar orgánico es lo mismo que poner todas tus fichas de *Scrabble* en el tablero, recibes una bonificación. Pero eso no significa que hayas ganado el juego. Los gobiernos procuran restringir el uso que hacen las empresas productoras de alimentos de los beneficios de los mismos, pero no pueden impedirles que sigan gritando «orgánico» desde los tejados de los supermercados.

Además, no pueden hacer que dejemos de pensar que el término orgánico *significa* saludable. Entonces, la próxima vez que veas **chocolate** *orgánico,* **helado** *orgánico,* **pizza** *orgánica* o **cualquier cosa** *orgánica,* elimina la palabra orgánica, y después decide si te conviene o no.

Espero que, en el futuro, todos nuestros alimentos sean orgánicos. Como lo eran antes. Y si vuelve a ser así, todos podremos olvidarnos de todo lo demás y sólo preocuparnos de si un alimento es *sano, en primer lugar*. Hasta que eso ocurra, sé inteligente. **Elimina mentalmente el término «orgánico», y elige** *después.*

El alimento de los pandas y de Potter

Los pandas pueden consumir 30 libras de bambú al día. ¡Al día! ¡No olvides leer de nuevo la sección del tamaño del plato! Durante años, nunca supimos por qué lo hacen. Hace poco, los científicos descubrieron que en algún momento de la historia, algo convenció a los pandas de que el bambú era lo único que podían comer. Extraño.

Sabemos que esa costumbre ha alterado su organismo, y ahora, su dieta está compuesta básicamente de bambú. El problema con el bambú es que ¡es un alimento chatarra! Prácticamente no tiene nutrientes, y es por eso que los pandas lo comen en tanta cantidad.

¿Por qué hablo de los pandas? Bien, son peludos, graciosos y… correcto, los pandas son un ejemplo que nosotros, que no somos tan exigentes, podríamos seguir. Muchos de nuestros alimentos dicen ser «altos en» algo bueno, eso no es cierto en absoluto. Ahora, volvámonos humanos.

Las palomitas de maíz. Si esfuerzas mucho la vista, podrías decir que contienen calcio. A todos nos encanta el calcio, es lo que fortalece nuestros huesos. ¿Sabes la cantidad de palomitas de maíz que tendrías que comer para obtener una porción decente de calcio?

¡Tendrías que comerlo sin parar durante todas las ocho películas de *Harry Potter* (*incluyendo* la número cinco)! O podrías ver las tres primeras (que son divertidas), salir al área de refrescos, tomarte un vaso de leche e irte a tu casa con calcio más que suficiente ¡y nada de remordimiento por no seguir viendo a *Potter*!

El punto es que ¡nadie debe verse obligado a ver *La Orden del Fénix!* Lo digo en serio. Las empresas suelen decirnos que sus alimentos son «altos en» algo, *cuando no lo son*. Los que normalmente sí corresponden a la palabra alto, son los que son «altos en fibra» o «altos en xxx», en donde xxx es un meganutriente.

Por ejemplo, el pan. En algunos países, para que un alimento pueda considerarse «alto en fibra», tiene que tener más de 3 gramos de fibra por porción. Es una cantidad útil, 3 gramos. Pero el problema está en que, **los gobiernos no pueden obligar a las empresas a que determinen a qué corresponde el tamaño de una porción.**

Un productor de alimentos puede fabricar pan con «3 gramos de fibra por porción» y el tamaño de la porción podría ser una *rebanada*. Otra compañía podría también tener «3 gramos de fibra por porción», pero su porción podría requerir 4 *rebanadas*. ¡Tan avivados!

Estos principios de *Panda y Potter* son útiles en cuanto a la mayoría de nuestras visitas al supermercado. Con frecuencia, las porciones tienen que ser enormes para obtener apenas una cantidad mínima del ingrediente que supuestamente ¡se encuentra en «altas» proporciones en el producto que elegimos originalmente!

En términos generales, **estos trucos nos hacen comprar alimentos que realmente no necesitamos.** Estos alimentos prometen hacernos *saludables,* pero, por lo general, lo único que hace es *llevarnos a comer demasiado.* Y con frecuencia, es de los *carbohidratos* de los que realmente terminamos burlándonos.

Alimento en las suelas de los zapatos

Son tantos los alimentos de los que se dice que son «saludables» por contener el más reciente nutriente que acaba de ser descubierto, el último niño maravilla en el barrio. Si *recorres* el barrio y luego analizas el barro en la suela de tus zapatos, encontrarás algún tipo de meganutriente. ¡Lo digo en serio! Consigue un microscopio.

Claro está que las grandes empresas ¡no ganarían mucho dinero convenciéndote a lamer las suelas de tus zapatos! Si lo intentaras, tendrías que lamer mucho barro para obtener una mínima cantidad de nutrientes especiales. Y, al mismo tiempo, es posible que también consumieras muchos elementos nocivos.

Suena exagerado, pero así son muchos de nuestros alimentos. Se promueven como «saludables», cuando en realidad contienen pocos nutrientes benéficos y *muchísimas* cosas malas. Y esa es la verdadera naturaleza indómita de estos alimentos: un bajo contenido nutricional a cambio de tu dinero.

El siguientes es un gran ejemplo. El jugo de fruta ¡no contiene casi nada de jugo de fruta! Se encuentran muchos de estos en el mercado. En realidad, no estoy diciendo que el jugo de fruta sea sano por sí mismo, pero si yo lo comprara ¡querría que tuviera algo de fruta!

En el caso de ese producto, encontrarías sabores artificiales, colorantes artificiales, edulcorantes artificiales, preservantes artificiales y mucha, mucha azúcar fabricada por el hombre. Sin embargo, lo más probable es que lo hubieras comprado por *su* jugo de fruta, que, por lo general ¡no es más de un 10% del total!

Algunos productos que aprovechan la última tendencia de

los medios de comunicación, cualquiera que sea. Considera el **licopeno,** una sustancia química vegetal, abundante en el tomate, que puede disminuir el proceso de envejecimiento. Cuando llegó la noticia de sus beneficios, toda botella de salsa de tomate se convirtió, de pronto, en algo «saludable».

La salsa de tomate sí contiene **licopeno,** pero es por los tomates. No es por las toneladas de azúcar que se le adicionan ni por los saborizantes, o los preservantes. E inclusive, en las cantidades en las que normalmente se consume la salsa de tomate, no resulta fácil obtener una cantidad significativa.

También vale la pena decir que algunas compañías valoran excesivamente los nutrientes con base en recientes descubrimientos de investigación, cuando, de hecho, el descubrimiento no es en *realidad* un descubrimiento. Quiero decir que la importancia del descubrimiento mismo puede haberse exagerado.

Tu vida estaba funcionando bien sin el licopeno, pero tan pronto como te enteraste de que existía, ¿tenías que conseguirlo! Y con éste, también los carbohidratos extra. El licopeno es tan solo uno de miles, si no de millones de químicos vegetales que existen. Nada de pánico.

Al igual que los principios de *Panda y Potter*, los *Alimentos Sole* (Sostenibles, Orgánicos, Locales y Éticos) con algo de lo que debemos cuidarnos. No te dejes convencer de algo que se anuncia como «saludable». Los alimentos más sanos no necesitan ¡¡GRITAR!! que lo son. Los alimentos que gritan, con frecuencia (*esconden*) gran cantidad de cosas que no son saludables.

Alimentos que se anuncian con entusiasmo excesivo

Estos son de los que más debemos cuidarnos. Son productos que aseguran que te *sentirás* bien si los consumes. Las compañías de yogur son quizás el mejor ejemplo del mercado. Permítanme aclararlo de una vez: muchos yogures son alimentos excelentes. ¿Ya presienten la palabra «pero»?

Pero, algunas compañías de yogur ¡nunca están satisfechas!. Han logrado vendernos yogures «sin grasa», yogures (con alto contenido de carbohidratos), «con alto contenido de calcio», yogures (debes comer el equivalente a un balde), y yogures con «bajo contenido de lactosa» (de hecho no contienen nunca mucha lactosa).

Y ahora estas compañías han ido mucho más lejos. Han inventado los yogures que «te hacen sentir mejor». ¿*Sentir* mejor? Nada más personal que la forma como te sientes. Esa gente es muy inteligente. Ha aprendido de las industrias de cosméticos. Hicieron «ensayos».

Estrictamente hablando, no afirman haber efectuado «pruebas clínicas», pero hacen algo igualmente maravilloso. Tienen slogans como «8 de cada 10 mujeres se sintieron un millón de veces mejor después de dos semanas». Y todo el mundo quiere hacer parte de la multitud «de moda».

Las compañías saben que no pueden afirmar directamente que sus productos te harán sentir mejor o más bella. Pero pueden contarte acerca de otras personas que dijeron ¡*exactamente* eso! Es un ejemplo de «nosotros no dijimos eso, ella lo dijo». Y créanme, ¡eso funciona muy bien!

La mayoría de personas que responde encuestas es tomada al azar. Pero a los investigadores de las compañías de alimentos no les gusta este abordaje en la esquina de la calle. A ellos les gusta hacer publicidad, encontrar gente, cuidarla y pagarle. Si haces eso por un extraño, muy probablemente ¡devolverá tu gesto con amabilidad!

Las compañías productoras de alimentos (y de cosméticos) mantienen sus encuestas reducidas. Esto significa, que las hacen en grupos de menos de mil, o inclusive de menos de cien personas. ¡Los grupos más grandes son *difíciles* de convencer! A propósito, si al 75% le gusta algo, eso quiere decir que al 25% no le gusta. Aún *después* de que se les ha pagado ¡y han sido bien atendidos!

Lo que quiero decir es que, con frecuencia, compramos estos alimentos sólo basados en afirmaciones poco sólidas, y suponemos que, si los consumimos, también vamos a «sentirnos mejor». Por lo general, estos alimentos incluyen además toneladas de azúcar y, **una vez que comenzamos a comprarlos, los seguimos comprando por pura costumbre.**

Todos los tipos de alimentos que hemos mencionado, *están basados* en **afirmaciones y descripciones exageradas.** A menos que tengamos cuidado, podremos terminar creyendo fácilmente todo lo que nos dicen acerca de ellos, y entre tanto consumir cosas que realmente *no necesitamos.* **Siempre que veas la palabra «saludable» en la etiqueta de algo, supón que no es saludable y permite que pruebe su inocencia *después* de una minuciosa inspección.**

TEN EN CUENTA LO SIGUIENTE CUANDO SE TRATA DE ADELGAZAR...

ADM 6 Los empaques de los alimentos están diseñados para vender los productos.

ADM 5 Los alimentos orgánicos no contienen sustancias químicas pero tampoco garantizan una buena salud.

ADM 4 Los alimentos «altos en» algo bueno, podrían hacer necesario consumir enormes porciones de los mismos para obtener ese ingrediente benéfico.

ADM 3 Eso puede hacer que consumas calorías o carbohidratos, o ambos, en exceso.

ADM 2 No te dejes engañar ni compres nutrientes que no estabas buscando.

ADM 1 No compres alimentos cuando tengas hambre, de lo contrario ¡los supuestos beneficios y la forma como se describan podrían ¡¡¡ATRAPARTE!!!

¡ADM! ¡Cuidado con cualquier alimento que tenga la palabra «saludable» en el empaque!

Rotación de cultivos

Cuando se trata de frutas y vegetales, conviene elegir la mayor variedad posible. Esta recomendación es algo que se aplica a todos los humanos, ya sea que sigan una dieta o que jamás hayan pronunciado la palabra «dieta».

Por inteligente que sea la ciencia, aún no lo sabe todo. En los últimos diez años, hemos descubierto los «milagros» de los arándanos y de la granada, y de las moras goji y de las moras acai, y la lista continúa.

Si bien cada nuevo descubrimiento incrementa nuestro saber, es también como si la naturaleza estuviera diciendo, «no lo sabes todo». Y hasta que no lo sepamos (si es que alguna vez llegamos a saberlo) conviene ensayar distintas frutas y vegetales. **¡Rota tus cultivos!**

Se habla mucho acerca de la selva amazónica como la *Cueva de Aladino* en cuanto a plantas, ¿y eso qué? La gran mayoría de nosotros jamás ha explorado ¡ni siquiera el 10% de lo que se encuentra en los depósitos de nuestro supermercado! Tendemos a ser criaturas de costumbres.

En una oportunidad, un estudio determinó que las personas con tasas extremadamente bajas de incidencia de cáncer, consumían también la más numerosa variedad de alimentos en su dieta. De hecho, estos templos personificados, consumían más de cincuenta tipos de alimentos diferentes por semana. Es un estudio interesante, aunque lo único que quieras perder sea grasa.

Además, los investigadores también determinaron que

consumir una alta variedad de alimentos lleva a tener buenas piernas. Entonces, ¿ser delgado se debe a consumir una extensa mezcla de meganutrientes? ¿O se debe a evitar consumir demasiado de uno de los alimentos nocivos? ¿Quién sabe? Pero es un secreto que deberíamos conocer.

Puede haber cosas en las plantas que sean extremadamente útiles para perder grasa. Además, puede haber cosas en algunas plantas que hagan que sea más difícil perder grasa. Hasta que nuestros conocimientos científicos avancen lo suficiente, **conviene consumir variedad.**

La ventaja de rotar los alimentos frescos es que te ayudan a olvidarte de que estás «haciendo dieta». Es una sensación de libertad crucial. **Una de las formas garantizadas para dejar de hacer dieta es que la persona que la hace se aburra.**

Ahora bien, no pretendo decir que cambiar de manzanas a melocotones sea emocionante, ni que consumir pimentones rojos en lugar de verdes nos acelere el pulso, pero podría ayudar a evitar el aburrimiento. Lo que sí entusiasma es ¡seguir fielmente tu plan y recibir esos ADMs!

TEN EN CUENTA LO SIGUIENTE CUANDO SE TRATA DE ADELGAZAR...

ADM 6 Las verduras y las frutas contienen nutrientes saludables.

ADM 5 Algunos de éstos aún no han sido descubiertos ni tienen nombre.

ADM 4 Las frutas y las verduras pueden contener elementos que aceleren la pérdida de grasa.

ADM 3 También pueden contener elementos que bloqueen la pérdida de grasa.

ADM 2 La investigación demuestra que las personas que varían sus alimentos son las más delgadas.

ADM 1 La variedad en las frutas y verduras podrá ayudarte a evitar aburrirte con la dieta.

¡ADM! ¡Come cada una de las frutas y cada una de las verduras disponibles al menos una vez!

Deshazte de los platos de doble dígito

Este título parece un trabalenguas. Hablando de trabalenguas, una de las mejores formas de alimentarse de formas más inteligente es utilizar platos más pequeños. ¡No te estoy pidiendo que comas en una salsera! Estoy sugiriendo que vuelvas al tamaño de platos que se utilizaba cuando todos eran mucho más delgados.

En otras palabras, **cualquier plato con un tamaño de dos dígitos representa problemas con la comida.** Esto significa que un plato de 10 pulgadas no es lo correcto. El límite superior para el tamaño de cualquier plato debe ser de unas 9 pulgadas (aproximadamente 23 centímetros). Es obvio que los restaurantes te permiten elegir lo que vas a comer, ¡no el tamaño de los platos!

Sin embargo, cuando comas en casa, utiliza un plato más pequeño. De ser necesario, compra uno. Con un plato más grande, la tentación es, simplemente, comer todo lo que quepa en él. Hay todo tipo de aspectos psicológicos relacionados con eso, y es difícil bloquearlos. **¡Compra un plato más pequeño!**

Hay un lugar llamado *Okinawa*. Es un pequeño archipiélago cerca de Japón. Quienes viven allí llegan a cien años y son personas siempre delgadas y sanas. Tiene un dicho. Es «hara hachi bu». Aparentemente quiere decir, *lo dijo Confucio.* ¿Quedaste confundido?

¡Eso era lo que se pensaba hasta que apareció el *Traductor de Google!* ¡En realidad significa, «come hasta que estés ocho

267

décimos lleno»! No quiere decir que debas comer el 80% de lo que hay en cualquier plato, porque ¡tu plato podrías ser del tamaño del de un panda! Los okinawenses utilizan platos más pequeños, y tú también puedes hacerlo. *¡Domo arigato!*

TEN EN CUENTA LO SIGUIENTE CUANDO SE TRATA DE ADELGAZAR...

ADM 6 Comemos con los ojos, no con el estómago.

ADM 5 Si queda espacio en tu plato, seguirás llenándolo.

ADM 4 Los platos de 9 pulgadas son suficientemente grandes y pueden evitar que comas en exceso.

ADM 3 Elegir tazas más pequeñas también puede ayudar.

ADM 2 Las presiones sociales crean complejo de culpa acerca de dejar comida en el plato.

ADM 1 Controla este complejo utilizando platos más pequeños en la casa y porciones más pequeñas cuando comas afuera.

¡ADM! ¡Usa platos pequeños aún si eso significa tener que utilizar el plato del bebé o el de la mascota!

¿Quién está contando?

En 1824, un científico francés, escondido en un laboratorio secreto en el centro de Europa, descubrió tu peor pesadilla. Más aterradora que *Frankenstein* y capaz de aparecerse a plena luz del día (a diferencia de *Robert Pattinson*), descubrió ¡LA CALORÍA!

Si esto fuera *Harry Potter,* la grasa en la dieta sería un *Comedor de Muerte* y ¡la caloría sería *Lord Voldemort!* Las calorías son malas. Están en todas partes. Y deben ser destruidas. ¿Es eso cierto, *merece* realmente la caloría su mala reputación?

En primer lugar, permíteme explicarte qué es una **caloría.** Una caloría es la energía necesaria para calentar aproximadamente 2 libras de agua subiendo su temperatura aproximadamente a 2 grados Fahrenheit. Sí, es correcto, ¡las calorías hacen precisamente eso, calentar una tetera grande!

Hace años, los científicos tomaron trozos de distintos alimentos, los pusieron en un recipiente grande y los «quemaron». Entre más se calentaba el agua, mayor era la energía. A esto los científicos le dieron el nombre de energía, calorías (del término *calor*).

Por raro que parezca, si bebes agua muy fría, tu organismo gasta una pequeña cantidad de energía en calentarla hasta la temperatura corporal. El efecto es mínimo, por lo tanto, puedes cancelar de inmediato esa salida que pensabas hacer ¡a la piscina de tu localidad!

En la actualidad, los científicos no prenden fuego a los

alimentos, sino que analizan su composición química. De cualquier forma, ¿son importantes algunos de estos datos calóricos? No. Desde el punto de vista técnico, los humanos tiene que «obedecer las leyes de la física», de las que las calorías forman parte. ¡Obedecer suena como *deberían* puesto de otra forma!

La física indica que la energía (las calorías) no puede crearse ni destruirse. Sostienen que la energía solamente adopta distintas formas. Supuestamente esto debe significar que, al controlar las calorías, podemos predecir exactamente si seremos gordos.

Esto podría ser cierto si nuestro organismo sólo prestara atención a la física. Pero no es así. *Obedecemos* a otros campos como la biología, la química y la bioquímica. También al campo de la psicología. Hasta *Einstein,* el súper sabio en física, admitió que no lo sabía todo.

Si tenemos en cuenta las dietas cuyo principal objetivo es simplemente bajar las calorías, el éxito a largo plazo es muy poco. **Nuestro organismo es mucho más inteligente que el saber manejar los números.** Tenemos hormonas, genes y una masiva variedad de patrones de pensamiento.

Con todo esto combinado es una locura intentar tener *sólo* en cuenta las calorías. Aunque contar calorías podrías hacerte adelgazar, no te ayudaría a controlar tu estado general de salud ni tu apariencia saludable. ¿Quieres pruebas?

Muchos en el mundo entero se mantienen vivos con cantidades de calorías muy diferentes, desde 1.000 hasta 5.000. Y son todos delgados. ¿Cómo puede ser? Principalmente porque sus dietas son *tradicionales,* es decir, tienen miles y miles de años de antigüedad.

Consumen alimentos naturales, lo que siempre han comido. Cuando consumen comida occidental, es decir, alimentos procesados por el hombre, se engordan, se enferman o ambas cosas. Sin duda, esto siempre ocurre cuando aparecen los alimentos con alto contenido de carbohidratos.

Contar calorías es como fustigar a un caballo para que vaya a donde queremos. Es mucho mejor hacernos amigos de un caballo dócil y olvidarnos de la fusta. Ese caballo noble es el *alimento natural*. Algo que no nos defraudará, si sabemos tratarlo bien.

Contar calorías es aburrido y, definitivamente, nos causa ansiedad. El aburrimiento y la ansiedad son dos sentimiento ¡que no querrás tener de por vida! Por eso, procuro evitar hablar de calorías.

Las he incluido aquí porque muchos se asustan si no tienen un objetivo de calorías ***exacto***. Y soy muy consciente de las fórmulas, las dietas y los dispositivos que sostienen que pueden calcularlas. No es así. Y no voy a inventar una respuesta para ti.

Cuando realmente *comprendas* este libro, podrás quemar y elegir mejores calorías casi de forma subconsciente. No es necesario evitar las calorías en sí mismas. Existen desde la época de *Frankenstein* ¡y es un monstruo que podemos acostar a dormir ahora mismo!

TEN EN CUENTA LO SIGUIENTE CUANDO SE TRATA DE ADELGAZAR...

ADM 6 Las calorías son una medida muy básica de la energía calórica en los alimentos.

ADM 5 Las calorías de distintos orígenes actúan de forma distinta en su organismo.

ADM 4 Calcular tu ingesta diaria de calorías es una tarea imposible.

ADM 3 Las fórmulas de calorías, por lo tanto, crearon falso sentido de seguridad.

ADM 2 La buena salud se compone de nutrientes, no del número de calorías.

ADM 1 Quienes llevan dietas de contenido alto y bajo de calorías pueden ser igualmente delgados.

¡ADM! ¡Olvídate de contar calorías y cuenta más bien los ADMs que recibes!

Receta para el desastre

Sudado de ADMs

(Número de porciones: ninguna)

Ingredientes

3 libros de dieta bien conocidos
1 litro de agua
Tintura café para alimentos
Pegamento artesanal

Instrucciones

To ma los libros de dietas y pícalos
finamente en pequeños trozos.
Déjalos hervir en un litro de agua hasta que realmente burbujeen.
Agrega una pizca de tintura café para alimento
y revuelve por otros 15 minutos.
Apaga el fogón, deja que la olla se enfríe y agrega
5 cucharadas de pegamento artesanal.
Deja tu vida en pausa por 60 minutos y revuelve la mezcla.
Retírala de la olla y con cuidado toma
el revoltijo y forma una bola.
Deja que la bola se endurezca durante la noche y

¡Hela ahí!

Toma la bola, da unos cuantos pasos atrás
¡y mándala de una patada al espacio!

Para quienes han leído libros de dieta o de buen estado de salud anteriormente, tal vez sigan hojeando y pensando: «Está bien, pero, ¿dónde están las recetas?». Oye, se me olvidó incluirlas. Claro que no las incluí. ¡Lo hice a propósito!

Las recetas no tienen ningún lugar en este libro *Seis Semanas para ADM*. Espero que, para este momento, ya tengas algo de **confianza como para elegir tus propios alimentos.** Sigue la regla de medio plato de proteína y mantén bajo tu nivel diario de carbohidratos. Evita tus *Rápidos y furiosos.* Estoy resumiendo, pero ya lo entiendes.

El único libro que merece tener recetas ¡es un libro de *recetas*! Lo digo en serio. Te enseñan a cocinar nuevos y deliciosos platos. Y eso *mejora* nuestra relación con los alimentos. **Los libros de dieta con recetas *dañan* nuestra relación con la comida.**

¿Por qué? Porque en el subconsciente suponemos que renunciar a ciertos alimentos *puede ser* «malo». ¡Basura! Sólo porque un autor no los haya incluido en su libro de dieta, no significa que sean alimentos prohibidos. ¡Sólo significa que están ahorrando papel, o tinta de impresora si lo prefieres!

Las recetas de dieta disminuyen la verdadera confianza. Las recetas son excelentes cuando las podemos ver, aterradoras cuando no las vemos. Necesitas una confianza que te sirva para cualquier situación social, no solamente dentro de tu casa. Y si no puedes preparar recetas de dieta ¡eso *realmente* afecta el ego!

¿Sabes por qué siempre se incluyen las recetas al final de un libro? Para que te sientas bien. Las recetas están ahí para explicar ¡lo que el resto del libro no pudo explicar! **Es mucho mejor que entiendas las cosas y que luego elijas tu mismo tus alimentos.**

Además, las recetas son similares a lo que al autor le gusta. Los escritores franceses recomiendan la comida francesa, a quienes les gusta la carne recomiendan consumir sólo carne y los vegetarianos recomiendan las verduras, vegetales, etc. Las buenas ideas dan resultado con una infinita variedad de alimentos.

No me importa si tienes ocho u ochenta años. ¡Tienes la edad suficiente para que *nadie* elija tus alimentos por ti! Usa el conocimiento que has adquirido en este libro para elaborar tus propias recetas.

TEN EN CUENTA LO SIGUIENTE CUANDO SE TRATA DE ADELGAZAR...

ADM 6 Las recetas de los libros de dieta hacen que los alimentos que no aparecen allí parezcan estar prohibidos.

ADM 5 Las recetas de los libros de dieta reducen tu confianza para elegir.

ADM 4 Las recetas de los libros de dietas te enseñan a olvidar principios básicos.

ADM 3 Las recetas de los libros de dietas tienen la influencia de las papilas gustativas del autor.

ADM 2 Las recetas de los libros de dietas no pueden ser para toda la vida.

ADM 1 Las recetas de los libros de dietas nunca salen como se supone que deben quedar.

¡ADM! ¡Ya eres un experto de modo que empieza tu mismo a elegir tus alimentos!

Después del seis viene el siete

Por lo tanto, ya es tiempo. Ya has llegado al final. Tal vez estás leyendo todo antes de empezar. Si ese es el caso, esta sección es un vistazo hacia tu futuro. Muchos se preguntan: «¿Qué debo hacer cuando termine?».

Todo depende. Si no has alcanzado a adquirir el cuerpo que imaginabas al empezar, es posible que quieras seguir usando todas las técnicas hasta que te aproximes más a tu ideal. Podrías usarlas todas, o sólo unas pocas que realmente *te den* resultado.

Pero si has llegado al punto en el que puedes mirarte al espejo y sentirte orgullosa, ¿entonces qué? Tu éxito significará que la mayoría de los sistemas biológicos y químicos de tu organismo realmente habrán mejorado. Se han vuelto más eficientes.

¿Eficientes? Es una forma sofisticada de decir que tu organismo funciona bien, con menos esfuerzo, es decir, te será más fácil *permanecer* delgado. Aún así, hay unas cuantas ideas prácticas maravillosas que siempre **valen la pena**. Las siguientes son las siete maravillas del mundo de la dieta.

1 – Nunca comas sin antes haberte movido

No te estoy diciendo directamente que *te saltes el desayuno*. Pero, **nunca comas como lo primero que hagas en el día ni en cualquier momento de ahí en adelante sin haber**

realizado algún movimiento antes. Esto es, sin duda, el mejor consejo que podrías seguir cuando se trata de permanecer delgado y mantenerte sano.

No es natural en absoluto comer sin haberte movido antes. En la naturaleza, ¡no puedes obtener alimentos sin moverte! Nuestros estilos de vida modernos pueden tener hasta doscientos años, pero nuestros genes tienen más de 2 millones de años de edad. Tenemos necesaria y obligatoriamente que ¡seguir moviéndonos!

El mínimo ideal de por vida es moverse durante 15 minutos antes de pensar en comer. Es aún mejor si te mueves durante 15 minutos y esperas otros 15. Esta es la idea de *la cacería y la espera* que ya leíste en este libro. Hay que ir de cacería al supermercado, volver y ¡esperar un rato!

Quince minutos de movimiento cambia toda la química de tu organismo y no dar nada a tu organismo durante 15 minutos después del movimiento, realmente obliga a que se produzcan todos los cambios positivos que podrías esperar. Es en serio, si sacas aunque sea una cosa de este libro, ¡que sea esta!

No se trata solamente de quemar calorías. El movimiento asegura que tu organismo esté en condiciones mucho mejores para absorber y manejar el alimento que le das. El tiempo que transcurre entre el movimiento y el momento en que empiezas a comer activa tus hormonas, enzimas y demás sustancias químicas benéficas.

El movimiento no da resultado después de las comidas. Simplemente interrumpe tu digestión, arruina esa sensación de bienestar que se tiene después de haber comido bien y, algo que es crucial, no activa ninguna de las enzimas u hormonas que ayudan a tu cuerpo a procesar los alimentos. Por eso debes moverte antes ¡o no tomarte el trabajo de hacerlo!

Por lo tanto, si comes de nuevo alguna vez, **¡muévete antes de saborear tu comida!** ¿Te parece poco práctico o te hace decir «no, no hay forma», mentalmente? Quince minutos no es mucho tiempo. Son apenas 900 segundos de movimiento. ¡Leer este párrafo ya te tomó 20 segundos!

Después, antes de tu próxima comida, has otro poco de movimiento antes de comer. Vamos ¡900 segundos! Por último, en la noche, hazlo otra vez. Recuerda, inclusive ir caminando a casa cuenta para este fin. Ama tu cuerpo. **Dale gusto, antes de alimentarlo.**

Si comes tres veces por día, harás tres series de moverte y esperar. La forma más práctica de movimiento es caminar a paso rápido. No requiere «dedicarle tiempo especial» ni puedes encontrar muchas excusas para no hacerlo, ¡sólo muévete!

Es obvio que estos períodos cortos no deben practicarse cuando te diriges al gimnasio. Eso sería una locura. De hecho, no te haría sentir que te estás irritando. De eso no se trata. En pocas palabras, movimiento sencillo, no intenso, algún movimiento de algún tipo.

2 – Come tres comidas

En otras palabras, **no comas entre comidas.** No hay ninguna razón para comer seis veces al día. Terminarás todo el día en el baño, irás con más frecuencia al odontólogo y ¡engordarás! A quién le importa si comer tres veces al día parece anticuado, ¡funciona!

Comer es una actividad social, te da una «alta sensación» de satisfacción y hace que tu cuerpo se abastezca de combustible para funcionar de forma adecuada. Comer entre comidas impide que tu cuerpo pueda quemar tus reservas de grasa para producir energía y, eso no es bueno. Como tres comidas. ¡He dicho suficiente!

3 – Recuerda que tu plato debe contener principalmente proteína

No te voy a volver a bombardear con datos científicos. Sólo recuerda, **estás compuesto de un 50% de proteína, y así debe ser la composición de tu plato.** Perdemos proteína todo el día, y debe ser reemplazada con proteína en la dieta. Tu cuerpo necesita proteína más cualquier otro alimento.

Debido a esta extrema necesidad, tu cerebro siempre la busca y cuando le das lo suficiente, descansa. Quiero decir que la proteína *calma* tu apetito. Si puedes satisfacer tu apetito de esta forma natural, serás siempre delgado.

¿Cuál es la forma más fácil de lograrlo? Elije una fuente de proteína para cada comida, algo que sea *en su mayoría* proteína, y llena la mitad de tu plato con eso. Hazlo bien, y todo lo demás irá encajando poco a poco en su sitio. Así de importante es.

No cuentes las calorías de tu proteína, ni siquiera la cantidad de grasa que contiene. Cuidado con los carbohidratos, especialmente con los que están ocultos en salsas que parecen bastante inocentes. Hay alternativas saludables. **Se supone que tu proteína debe ser proteína.**

4 – Que tus menús sean un arcoíris

Algún día, este libro podrá parecer anticuado en comparación con lo que los científicos irán descubriendo. Sin embargo, hay algo que no cambiará *nunca*. Me refiero a las frutas y las verduras. Las necesitamos. Son las coloridas pociones secretas de la naturaleza.

Puede parecer simplista, pero tener una variedad de colores en tu dieta es una de las formas más sencillas de obtener una variedad de súper nutrientes. Estoy seguro de que literalmente puedes encontrar y comer algo rojo, naranja, amarillo, verde, azul, azul profundo y sí ¡inclusive violeta!

Procura consumir más verduras que frutas, puesto que algunas frutas tienen un alto contenido de azúcar. Sin importar cuánto comas, debes tener en cuenta que debes consumir una mezcla agradable y siempre consumir fruta *con* tus comidas (¡supongo que no comerías verduras como refrigerio!). **Consume un arcoíris de vegetales.**

Los jugos y sorbetes pueden contener ingredientes naturales ¡pero están concentrados hasta un punto que una cavernícola no podría lograr! Si de vez en cuando piensas en un jugo o un sorbete a cambio de una comida, o si los consumes ocasionalmente, reemplaza con uno de ellos una *comida* o consúmelo *con* las comidas.

Comer vegetales y frutas produce dos efectos, en primer lugar, obtienes cantidades mínimas de nutrientes que permiten que tu organismo funcione debidamente, y esto incluye poder quemar correctamente la grasa corporal. En segundo lugar, reduce la probabilidad de consumir alimentos menos adecuados.

5 – Practica pesas tres veces al mes

Durante años, desde hace muchísimo tiempo, el fortalecimiento con pesas se ha considerado como algo propio de los muchachos. Lo cierto es que es más importante para las mujeres levantar pesas. Fortalece los músculos, los huesos, da forma al cuerpo, aumenta su fortaleza y firmeza, controla los carbohidratos y aumenta la *confianza* en uno mismo.

Es tan importante que estoy convencido de que debes encontrar la forma de ir al gimnasio tres veces al mes para ejercitarte en forma, sólo haciendo pesas. ¿Por qué en un gimnasio? Tienes que tener todo lo que se requiere para poder ejercitarte con la intensidad y la seguridad suficientes y, a la vez, divertirte un poco.

Si te da miedo ir a un gimnasio debido a tu apariencia y a cómo te sientes acerca de tu imagen, no abandones fácilmente la idea. Encuentra un lugar tranquilo, o cualquier parte que puedas, donde te sientas cómoda. **Esta es tu vida.** No la escondas para siempre.

No necesariamente tienes que inscribirte en el gimnasio, en la mayoría de ellos te permitirán pagar por una sesión como invitada. Dedica una mañana, una tarde o las primeras horas de la noche algún día de la semana para este fin ¡entrénate como si fueras un joven desesperado por conseguir una chica! Si necesitas ayuda, busca a alguien que te muestre unas cuantas veces cómo hacerlo.

Si realmente no soportas la idea de un gimnasio, quizás puedas intentar tomar unas clases. Entrenamiento en circuito, Pilates y yoga, son todos buenos si implican suficiente esfuerzo. Y si te parece simplemente demasiado, compra unas pesas y haz algo en casa. ¡Pero haz algo!

Al ejercitar tus músculos con intensidad al menos tres veces al mes, mantendrás tu masa corporal donde debe estar y activarás cantidades de buenas sustancias químicas. Todos pueden hacerlo. **Trabaja intensamente tus músculos tres veces al mes.** Te dará ADMs de por vida.

Además, no sólo mejorará tus músculos y nivelará tu masa corporal. Los efectos que se obtienen con las pesas son complejos y envías olas de sustancias químicas a todo tu cuerpo. Hasta tu piel, tu pelo y tus uñas mejorarán ¡*Todos* estamos destinados a ser creaturas fuertes!

6 – Sueña con ser delgado

Dormir bien ¡es darle a tu cuerpo la mejor recompensa cada noche! Es decirle 'bien hecho, lo volveremos a hacer mañana'. El sueño restablece todas las sustancias químicas benéficas y da a las partes más importantes de tu cuerpo como tus músculos y hormonas, la oportunidad de descansar.

Por otra parte, no se trata sólo de pasar largo tiempo acostada. Lo que importa es la calidad del sueño, qué tan *profundamente* duermas, es lo que determina la cantidad de hormonas de crecimiento que produzcas. Éstas representan nuestro principal componente químico que prácticamente lo mejora todo.

En términos de sólo ser delgada, el sueño es importante porque activa tu tiroides. La hormona que produce esta glándula determina tu tasa metabólica. Y, en pocas palabras, tu tasa metabólica es la tasa a la cual tu cuerpo utiliza la energía (¡las calorías!).

E incluso si *sólo* piensas en aspectos externos, como en tu piel, tu pelo y tus uñas, vale la pena recordar que ¡es durante el sueño, cuando éstos se renuevan! **Hasta cierto punto, el sueño se trata de *no hacer nada,* de modo que haz nada y *hazlo bien.*** Desde el comienzo te dije que no quiero obsesionarte con las etiquetas, con el recuento de calorías ni asustarte con la grasa. Nuestros antepasados los cavernícolas nunca lo hicieron. Lo cierto es que, realmente, ya no vivimos en cavernas ¡Vivimos en cavernas sobre cavernas!

Vivimos en un mundo *moderno*. Hasta cierto punto eso es magnífico, y parte de ello es demasiado. Nuestras regiones agrícolas producen demasiado. Y la mayor de las categorías de *producción excesiva* se compone de carbohidratos. Se ha convertido en una tendencia casi imposible de detener ¡y no podemos impedir que invadan nuestras cavernas!

Pero debemos ser inteligentes. Tenemos los conocimientos para verlas escondiéndose y agazapándose donde menos lo esperamos. La proteína se cuida sola, también la grasa y las frutas y los vegetales rara vez requieren ser mencionados. Pero los carbohidratos son ladrones incorregibles ¡y hay que mantenerlos vigilados!

Aunque escojamos los más sanos de los carbohidratos, si los consumimos en exceso será muy difícil mantenernos delgados. Nuestros genes son demasiado antiguos para manejar los productos de la agricultura moderna. Y si no respetas tus genes ¡los carbohidratos arruinarán tus jeans! **De modo que cada cierto tiempo, examina la fuente de carbohidratos en una comida.** Nada más, sólo cuántos gramos estás consumiendo en una comida. No te preocupes por contar las calorías de tus vegetales, **pero evita exceder 40 gramos de carbohidratos por comida.**

7 – *Consume carbohidratos como un cavernícola*

Esto es muy fácil para el 99% de los humanos. Si estás embarazada o si practicas en serio el atletismo (o ¡si eres una atleta dedicada y estás embarazada!), es posible que necesites más. Pero para la gran mayoría, es decir, para la mayoría delgada,

40 gramos de carbohidratos es suficiente para que el cerebro y los músculos queden contentos.

No espero que leas las etiquetas todo el tiempo. Como ya lo he dicho, en repetidas ocasiones, examínalas. Si estás consumiendo 100 gramos de carbohidratos por comida ¡redúcelos! Pero digamos que estás consumiendo 20 gramos y aún te sientes bien, no los aumentes. **Cuarenta carbohidratos por comida es un tope ¡no una meta!**

Y si estás en la selva virgen, recuerda que el espacio que ocupan cuatro *iPhones* o *Blackberrys* representa la cantidad máxima de carbohidratos a la que debes limitarte. Lo principal es que ¡los carbohidratos nunca deben desplazar a la proteína!

Además, recuerda que no necesitamos los carbohidratos. Necesitamos proteína. Necesitamos grasa. Necesitamos vitaminas, minerales y nutrientes. Necesitamos oxi-geno. Necesitamos luz solar. Necesitamos permanecer quietos (dormir). Necesitamos movernos (¡muévete!). **Pero no necesitamos carbohidratos.**

Claro está que consumirás algunos. Y, sí ¡son sabrosos! No cabe duda, la vida debe ser divertida. Lo importante es equilibrar todo esto, contra cómo te *sientes* siendo una persona menos que perfecta. Encuentra el punto de equilibrio. Es algo extremadamente personal, pero puedes encontrarlo.

Si necesitas bajar unas cuantas libras para una ocasión especial, comprueba la calidad de tus carbohidratos. Evita los que son *rápidos y furiosos*. Aléjate de los carbohidratos líquidos, de los alimentos bajos en fibra y de los que contienen 'azúcar' u 'osa' y que se encuentran dentro de los 3 primeros ingredientes de la lista que aparece en la etiqueta. **Mantén cerca a tus amigos y cuida de cerca tus carbohidratos.**

Cuenta regresiva final

Ahí las tienes. Siete cosas que te cuidarán si tu las cuidas. No son difíciles y adquiriendo algunos hábitos harán parte de tu rutina diaria, mensual y anual en un abrir y cerrar de ojos. Pero, ¿qué hay de todo lo demás que se ha dicho en este libro?

Bien, simplemente porque llegas al final del libro no significa que las técnicas se hayan hecho. Si requieres un estímulo y estás listo, ¿por qué no intentar un mes? Tú pones las reglas. *Aprópiate* de buenas ideas. ¡Trabájalas, aprópiatelas!

Si tu rutina no te satisface, asegúrate de no hacer lo que la mayoría de los seres humanos hace: *cambios torpes*. El fenómeno de la llamada dieta del yo-yo es un ejemplo de esto y nunca funciona. Entonces, ¿cuál es la solución para obtener resultados durables?

Según mi experiencia, para lograr de verdad un éxito rotundo, debes aprender una habilidad olvidada. Debes convertirte en una maestra de afinación. Es el arte de hacer ajustes delicados, ligeros superficiales y aún así ser capaz de darse cuenta en qué momento hay que profundizar y en qué momento hay que adoptarlos permanentemente.

No es fácil terminar este libro. Puedes sentir que te he llevado de la mano durante años y de pronto te suelto. Tenía que hacerlo. Como nunca se dice en las películas romanticonas, *«¡No soy yo, eres tú!»*, ¿Qué *estás* esperando?

¿Quién te dijo eso?

Hay ocasiones en la vida cuando nadie le cree a uno y también hay ocasiones en la vida en las que uno no le cree a nadie. Quizás *aún* no me crees. ¡Bien! Porque eso significa que como todas las personas inteligentes, tú mereces una **prueba.**

La prueba nos salva de situaciones embarazosas, de perder el tiempo e incluso de matarnos cuando Laura the Lemming nos grita: «¡SALTA DEL ACANTILADO!». Los científicos le llaman *evidencia basada en el pensamiento.*

Una vez que encuentres la *evidencia,* debes decidir qué hacer con ella. Es decir, **usarla o moverla.** Si no haces nada, terminarás en un pueblo fantasma llamado *La Nada.* Ese es el lugar donde la mayoría de científicos viven.

Los científicos con frecuencia esperan años antes de decidir qué hacer con la investigación. Cada invento es tratado como un pequeño punto dentro de una imagen gigantesca punteada. Y para ser justos, ellos pueden darse el lujo de relajarse. Después de todo, ¡las batas de laboratorio son una magnífica forma de ocultar los muslos de cualquier tamaño!

La mayoría de nosotros, no tenemos tiempo que perder. Por el contrario, **es necesario unir los puntos y darle sentido a la imagen completa incluso antes de que aparezcan los puntos.** La ciencia llama a esto «trabajo de adivinanza». Y yo lo llamo: «Veo la imagen, ¡ensayemos!».

La verdad es que de alguna manera todo se basa en la adivinanza ¿Por qué? Porque el hecho es que, *los hechos no existen.*

Todo se basa en intuiciones educadas. Cuando tenemos suficientes intuiciones, las unimos y a eso le llamamos un *hecho*.

En el futuro, algunos hechos de este libro pueden reemplazarse por nuevos. Quizás inventemos medicamentos o terapias que nos ayuden a lograr un ADM corporal de una forma tan fácil como tomarse una pastilla. Hasta ese momento, tenemos que hacer lo mejor con lo que sabemos.

Yo conozco algunas de las mejores cosas que sé que funcionan y los he puesto aquí. Es un gran lugar para empezar. He cambiado los títulos de la investigación para ayudar a explicar de qué hablan. Si tienes acceso a Internet, estarás tan sólo a un clic de distancia. Todo es:

- En revistas científicas revisadas por pares (geek)
- Publicadas en el siglo XXI (es decir, descubiertas después del año 2000)
- Investigado utilizando humanos
- Disponible en **pubmed.gov** (digite **PubMed ID** para encontrar el estudio).

Por qué su médico puede no ser un experto en dietas
American Journal of Clinical Nutrition en 2006
PubMed ID 16600952

La pérdida de peso se relaciona con el mejoramiento de la calidad de vida en general
Eating Behaviors en 2009
PubMed ID 19447349

Aún perder menos del 5% del peso corporal mejora qué tan dinámicos nos sentimos
Health and Quality of Life Outcomes en 2006
PubMed ID 16846509

Confía en ti, porque lo que otros te digan acerca de lo que puedes hacer puede empeorar las cosas
Social Science and Medicine en 2010
PubMed ID 19944507

El Índice de Masa Corporal (IMC) no sirve en la mayoría de las personas
International Journal of Obesity en 2008
PubMed ID 18283284

El Índice de Masa Corporal (IMC) no sirve para detector enfermedad cardiaca
European Heart Journal en 2007
PubMed ID 17626030

El Índice de Masa Corporal (IMC) tiene un efecto mental demasiado preocupante o tranquilizante para servirle a cualquiera
Australian and New Zealand Journal of Psychiatry en 2009
PubMed ID 19530022

El IMC, las medidas y los porcentajes de grasa corporal pueden ser inefectivos
American Journal of Clinical Nutrition en 2009
PubMed ID 19116329

Prestar atención a los medios de comunicación no es la forma más inteligente de determinar cuál debe ser tu apariencia
Pediatrics en 2007
PubMed ID 17200254

Si pierdes peso demasiado rápido podrías reducir el tamaño de algunos órganos, lo cual reduce el metabolismo
American Journal of Clinical Nutrition en 2009
PubMed ID 19710198

La bulimia desarregla la forma como tu organismo utiliza los alimentos, y lo hace más propenso a engorda
American Journal of Clinical Nutrition en 2005
PubMed ID 16093401

En la mayoría de las personas que sufren de trastornos alimenticios no se trata simplemente de adelgazar
The International Journal of Eating Disorders en 2002
PubMed ID 12386908

Es probable que los medicamentos no curen tus trastornos alimenticios
International Journal of Neuropsychopharmacology en 2012
PubMed ID 21439105

Si tienes un trastorno alimenticio, la autoayuda puede ser la mejor estrategia
International Journal of Eating Disorders en 2004
PubMed ID 15101068

Pesarte se asocia con una pérdida de peso exitosa
Journal of the American Dietetic Association en 2011
PubMed ID 21185970

Las pesas del consultorio de tu médico, del departamento de cirugía o del gimnasio es muy probable que no estén bien calibradas
Public Health Reports (Washington DC) en 2005
PubMed ID 16134566

Saltarse el desayuno puede hacer que algunos se quejen, aunque tampoco comerán en exceso después
American Journal of Clinical Nutrition en 2011
PubMed ID 21084650

Saltarse el desayuno realmente no disminuye la concentración
Journal of Developmental and Behavioral Pediatrics en 2012
PubMed ID 22218013

Si desayunas como un rey, lo más probable es que sigas comiendo como uno todo el día
Nutrition Journal en 2011
PubMed ID 21241465

Los niños obesos pequeños que no desayunan pierden peso, no así los normales
International Journal of Obesity and Related Metabolic Disorders en 2003
PubMed ID 14513075

Hay algunos que apenas comienzan a estudiar los efectos de saltarse el desayuno
Trials en 2011
PubMed ID 21740575

El tejido adiposo marrón (BAT) está presente en los humanos y entre más se tenga, mejor
PLoS One (Public Library of Science) en 2011
PubMed ID 21390318

Un traje de baño de agua fría incrementó la quema de grasa corporal en 376%
Journal of Applied Fysiology en 2002
PubMed ID 12070189

El tejido adiposo marrón esté presente en los adultos y les ayuda a quemar grasa cuando hace frío
The Journal of Clinical Investigation
PubMed ID 22269323

El café y el té verde combinados producen una considerable pérdida sostenida de grasa
Obesity Reviews en 2011
PubMed ID 21366839

Múltiples sesiones de movimiento son mejores que la misma cantidad de movimiento en una sola sesión
Journal of Applied Fysiology en 2007
PubMed ID 17317872

Mueve una mayor cantidad de músculos en una misma actividad (por ejemplo, correr vs montar en bicicleta) y quemarás más grasa
Metabolism en 2003
PubMed ID 12800102

El movimiento es más efectivo para perder grasa que reducir la cantidad de alimento
The Journal of Nutritional Biochemistry en 2003
PubMed ID 14505816

Moverse despacio o rápido no produce efectos diferentes cuando se trata de reducir tu estómago
American Journal of Clinical Nutrition en 2009
PubMed ID 19211823

Sólo moverse de un lado para otro mantiene la tasa metabólica alta
Journal of the American Dietetic Association en 2001
PubMed ID 11678489

Si caminas o corres, quemarás calorías pero correr te hará sentir más hambre
American Journal of Clinical Nutrition en 2004
PubMed ID 15531670

Tu cuerpo permanecerá más delgado si no sabes en qué día de la semana estás
Obesity en 2011
PubMed ID 21546927

Para controlar tu apetito, la primera comida rica en proteína ayuda a tu cerebro a combatir los antojos
Obesity en 2011
PubMed ID 21546927

Comer 6 veces al día no te adelgaza más que comer 3 veces al día
British Journal of Nutrition en 2011
PubMed ID 19943985

Es posible que los refrigerios contengan nutrientes saludables pero en términos generales no son buenos para la salud
Journal of the American Dietetic Association en 2011
PubMed ID 22117666

Las personas más gordas tienden a comer más refrigerios
International Journal of Obesity en 2005
PubMed ID 15809664

Una dieta con mayor contenido protéico reduce el apetito aún cuando no haya limitación en la cantidad de alimento
American Journal of Clinical Nutrition en 2008
PubMed ID 18469287

Si estableces prioridades en cuanto a la calidad de la proteína, probablemente tendrás un segmento medio de tu cuerpo más delgado
Nutrition and Metabolism en 2012
PubMed ID 22284338

La proteína reduce el apetito más que las grasas y los carbohidratos, y eso lo controla el cerebro
Current Opinion in Clinical Nutrition and Metabolic Care en 2009
PubMed ID 19057188

En cualquier parte donde haya comida occidental, hay problemas
Journal of Obesity en 2012
PubMed ID 22235369

Quemarás menos grasa si consumes una dieta alta en carohidratos
American Journal of Clinical Nutrition en 2008
PubMed ID 18400703

La relación entre el contenido de carbohidratos y grasa en la dieta tiene una importante influencia en la cantidad de grasa corporal que produzcas
The Proceedings of the Nutrition Society en 2002
PubMed 12133211

En algunas personas sólo eltotal de carbohidratos determina qué tan gordas serán
Journal of the American Dietetic Association en 2007
PubMed ID 17904937

Las gaseosas podrían significar que estás consumiendo más chatarra, sin embargo, puedes ser delgada
Journal of Nutritione en 2012
PubMed ID 22223568

Para la mayoría, es posible que los carbohidratos líquidos hagan que consuman alimentos que producen demasiada energía
American Journal of Clinical Nutrition en 2012
PubMed ID 22258267

Los alimentos sólidos controlan el hambre por más tiempo que los alimentos blandos con igual cantidad de calorías
Journal of the American Dietetic Association en 2008
PubMed ID 18589034

El espesor de un alimento se relaciona con el grado de satisfacción que te produce al comerlo
Journal of Nutrition en 2009
PubMed ID 19176745

Los mayores niveles de fructosa harán que tengas un estómago más protuberante aunque seas joven
Journal of Nutrition en 2012
PubMed ID 22190023

Agregar fructosa a las comidas puede hacer que sean aún peores
Proceedings of the National Academy of Sciences of the USA en 2012
PubMed ID 22315413

Comer o beber una fuente de fructosa antes de salir a caminar, reduce la cantidad de grasa corporal que se quema
European Journal of Applied Physiology en 2011
PubMed ID 22081046

Al fin la grasa en la dieta ha sido declarada inocente de un crimen que nunca cometió
Cochrane Database of Systematic Reviews en 2008
PubMed ID 18646093

Quienes consumen dietas más bajas en carbohidratos obtienen mejores resultados que quienes consumen dietas bajas en grasa
Annals of Internal Medicine en 2004
PubMed ID 15148064

Si eres joven y obesa, consumir más grasas Omega 3 podría ayudarte a adelgazar
Archives of Medical Research en 2011
PubMed ID 22136960

6 semanas de aceite de pescado podrían ayudarte a perder una libra de grasa y ganar una libra de músculo
Journal of the International Society of Sports Nutrition en 2010
PubMed ID 20932294

Consumir carbohidratos antes o después del movimiento detiene la pérdida corporal de grasa y desactiva los genes del hombre de las cavernas
American Journal of Physiology, Endocrinology and Metabolism en 2005
PubMed ID 16030063

Los espacios de tiempo entre el movimiento y el consumo de alimentos puede aumentar la quema de grasa corporal
Nutrition en 2004
PubMed ID 15212756

Ingerir grandes cantidades de hierro impedirá que pierdas músculo al cambiar tu dieta
Obesity en 2009
PubMed ID 19247271

Tener más músculo significa que podrás quemar más calorías todo el tiempo
Obesity Reviews en 2002
PubMed ID 12120418

Hacer ejercicio con pesas mejora el funcionamiento de la insulina, aún en personas mayores
Journal of the American Geriatrics Society en 2001
PubMed ID 11300234

Los ejercicios para incrementar la fuerza son adecuados y seguros para niños pequeños y adolescentes
Journal of the American Academy of Orthopedic Surgeons en 2001
PubMed ID 11174161

Trabajar con pesas impedirá que el exceso de carbohidratos tenga un efecto nocivo en tu organismo
Diabetes en 2004
PubMed ID 14747278

El ejercicio con pesas combinado con algunos movimientos de impacto mejora la fortaleza ósea en las mujeres
Journal of Bone and Mineral Metabolism en 2010
PubMed ID 20013013

Inflar globos no es un juego de fiestas infantiles y mejora tu postura y la sección media de tu cuerpo
North American Journal of Sports Physical Therapy en 2010
PubMed ID 21589673

El estrés te lleva a comer comida chatarra y a aumentar el volumen de tu estómago
Psychoneuroendocrinology en 2011
Pub Med ID 21906885

Empacar tus órganos en grasa visceral, como si fuera regalos, podría ser nocivo para tu salud
Circulation in 2007 31N
PubMed ID 17576866

La grasa visceral causa mayores niveles de inflamación que la grasa que se encuentra sólo bajo la piel
Internal Medicine en 2011
PubMed ID 22082888

Si eres gorda y tienes mucha inflamación, te ayudará consumir grasas Omega 3
British Journal of Nutrition en 2011
PubMed ID 22133051

La grasa profunda está relacionada a mayores problemas de artritis y enfermedad cardiaca
Autoimmunity Reviews en 2011
PubMed ID 21539940

La mayoría de los carbohidratos te llevará a quererlos consumir una y otra vez
Current Neuropharmacology en 2011
PubMed ID 22131945

Realmente la comida chatarra es adictiva
Current Drug Abuse Reviews en 2011
PubMed ID 21999689

El estrés que no te permite dormir hará que comiences a sentir antojos por la peor clase de alimentos
Journal of Sleep Research en 2010
PubMed ID 20545838

Si quieres que el movimiento incremente tu producción de hormona de crecimiento no consumas alcohol
Neuro Endocrinology Letters in 2007
PubMed ID 17435673

Si duermes menos de lo normal, comerás más y, probablemente, te moverás menos
American Journal of Clinical Nutrition en 2011
PubMed ID 21715510

Aún si estás en buen estado de salud, una mala noche arruina la forma como tu cuerpo procesa el alimento
Journal of Clinical Endocrinology and Metabolism en 2010
PubMed ID 20371664

La falta de sueño te abrirá el apetito y hará que los alimentos te satisfagan menos
Annals of the New York Academy of Sciences en 2008
PubMed ID 18591489

Si hoy te estás moviendo menos, podría ser porque anoche dormiste menos
American Journal of Clinical Nutrition en 2011
PubMed ID 21471283

No comas demasiado cerca a la hora de acostarte porque tus hormonas enloquecerán
Molecular and Cellular Endocrinology en 2012
PubMed ID 21939733

Si no duermes bien esta noche, estarás debilitando tu piel
Brain, Behavior and Immunity en 2009
PubMed ID 19523511

Si eres joven y no duermes mucho, comerás más, te moverás menos y engordarás
International Journal of Obesity en 2011
PubMed ID 21792170

En quienes no duermen mucho, los refrigerios se volverán muy pronto más comunes que las comidas
American Journal of Clinical Nutrition en 2009
PubMed ID 19056602

Consumir agua con las comidas puede ayudarte a controlar tu apetito
Nutrition Reviews en 2010
PubMed ID 20796216

Los edulcorantes artificiales tal vez no sean tan dulces e inocentes en términos de pérdida de grasa
The Yale Journal of Biology and Medicine en 2010
PubMed ID 20589192

Si no estás bien hidratada, es posible que no actives la útil hormona de crecimiento
European Journal of Endocrinology en 2001
PubMed ID 11581003

Los humanos saben cómo tomar suficiente agua
Sports Medicine en 2007
PubMed ID 17465636

Si mantienes tu nivel de azúcar en sangre permanentemente elevado, tu piel se verá más vieja
Age en 2011
PubMed ID 22102339

Masajear los músculos y hacer drenaje linfático reduce la celulitis
Journal of the European Academy of Dermatology and Venereology en 2010
PubMed ID 19627407

Al hacer que tu piel se sacuda con una onda acústica, se activa el colágeno y se redice la celulitis
Aesthetic Surgery Journal en 2008
PubMed ID 19083577

El té verde reduce el apetito e incrementa el uso de grasa como combustible en tu organismo
The Journal of Nutritional Biochemistry en 2011
PubMed ID 21115335

El té verde te hace perder más grasa de tu estómago mientras te mueves
The Journal of Nutrition en 2009
PubMed ID 19074207

No creas en todo lo que dicen los empaques de los productos. Las etiquetas no están allí para prestarte un servicio
Nutrition Reviews en 2010
PubMed ID 20883420

El que un alimento sea orgánico no significa que te va a adelgazar
International Journal of Food Sciences and Nutrition en 2003
PubMed ID 12907407

Los alimentos orgánicos no necesariamente son seguros
Critical Reviews in Food Science and Nutrition en 2006
PubMed ID 16403682

Los supermercados utilizan técnicas de mercadeo que te ayudan a engordar
Annual Review of Public Health en 2011
PubMed ID 21219166

Rotar el tipo de frutas y vegetales que consumes es una costumbre sana que puede ayudar a prevenir el cáncer
Nutrition and Cancer en 2004
PubMed ID 15231448

Mezclar el tipo de vegetales que consumes podría ayudarte a evitarlas enfermedades cardiacas
Annals of Internal Medicine en 2001
PubMed ID 11412050

Una alta ingesta de vegetales y frutas se relaciona con una mayor pérdida de peso
Nutrition Research en 2008
PubMed ID 19083413

Es fácil tener un trasero más grande si eliges porciones más abundantes
American Journal of Clinical Nutrition en 2002
PubMed ID 12450884

Hasta los chefs admiten que el tamaño de las porciones que sirven afecta el grado al que te satisfagan los platos que preparan
Obesity en 2007
PubMed ID 17712127

Aunque creas en las calorías, los alimentos y los restaurantes pueden ser muy imprecisos en lo que a ellas respecta
Journal of the American Dietetic Association en 2011
PubMed ID 20102837

Las dietas que se centran únicamente en bajas calorías pueden incrementar el cortisol inflamatorio
Psychosomatic Medicine en 2010
PubMed ID 20368473

Las calorías no son siempre las que dicen ser, entonces, para qué molestarse
Journal of the International Society of Sports Nutrition en 2004
PubMed ID 18500946

La alegría de seis

¿Cómo así? ¿Todavía estás *aquí*? Estás adentro, no *fuera de aquí* haciendo la tarea. ¿Por qué no? Levántate, corre, grita, ¡haz algo! De acuerdo, estoy bromeando. Si en algo te pareces a mí, necesitarás un empujón final hacia la dirección correcta.

La intención de este libro nunca ha sido asustarte (ni siquiera aquello sobre la tina), sino al contrario, darte poder (inclusive lo de la tina). Por el contrario, este libro, ser más saludable, ponerse *jeans* ajustados e incluso tu vida como tal, es acerca de la *alegría*.

Eso significa, que debes abordar tu plan con confianza y diversión y *nunca* (traducción: **nunca**) te culpes por haber tenido una mala semana.

Cincuenta y dos semanas malas seguidas se convierten en un año malo, pero ¿*una* semana mala? ¡Es sólo un traspiés! Grandes planes se arruinan cuando hay mucha presión para lograrlos en forma perfecta. Ni siquiera la Madre Naturaleza es perfecta (¿alguna vez has visto ornitorrincos? Consulta en *Google*).

Si mejoras *una* cosa en una semana, aún así te estarás moviendo más rápidamente que aquellos que están sentados en el sofá. ¿Te ha quedado claro? ¡Doh! **Si mejoras *una* cosa en una semana, ¡aún así te estarás moviendo más rápidamente que aquellos que se sientan en el sofá!**

Y nunca olvides quizás lo más importante de cualquier plan: ¡*tú* eres quien lo hace! Eso te hace a *ti* la jefa o el jefe. *Tú* corres *inserta aquí tu nombre*. **Tú** eres poderoso. Toma pequeñas decisiones acertadas y conviértete en el cuerpo más sensacional de Fortune 500.

Está bien, levántate primero y aquí verás el flujo de un **día** promedio en secuencia:

Al levantarte	Tómate un gran vaso de agua. Prende la ducha (o el baño para la tina). Alista un café negro (o ¡unas píldoras de cafeína!).
Ve al baño	Verifica que la temperatura no esté demasiado fría. Pon el cronómetro ¡y métete! Cuando el cronómetro dé la señal, sal del agua y vístete.
Toma algo	¡Tómate ese café que te preparaste!
La cacería	¡Muévete (*cualquier cosa* que sea divertida)! No pienses en la velocidad, simplemente tu objetivo es mantenerte en movimiento. Si no puedes lograr tu meta, mantén la calma, sólo es un día.
Espera	Termina tu ejercicio, toma una nota mental del tiempo. Espera por lo menos 60 minutos antes de comer algo.

A medida que te sientas cómoda, trata de *subir* a un lapso de 180 minutos.

Desayuno

¡Al fin puedes tomar tu desayuno (casi «a la hora de almuerzo» para muchos)!
Elige un buen pedazo de proteína como plato dominante.
Si quieres una fruta, cómela en esta comida.

Cacería de nuevo

Antes de tu segunda comida, muévete (*no será* muy largo).
Recuerda, movimiento es movimiento, encuentra la forma.

Espera de nuevo

Deja un pequeño lapso (15 a 30 minutos) antes de comer.

Segunda comida

Ésta tendrá lugar de 3 a 5 horas después de tu «desayuno».
Mantén alto el nivel de proteína y toma algo de té verde si puedes.

Cacería nocturna

Antes de tu tradicional comida de la noche, muévete un poco más.
Intenta algún ejercicio divertido (¡si estás aburrido!).

Espera de nuevo

Deja 15 minutos antes de esta última sesión PPM, esto es crucial.

Última comida	Ésta se hará de 3 a 5 horas después de tu segunda comida.
	Intenta evitar la fruta durante esta comida, si es posible.
	Mantén bajos los límites de carbohidratos (mañana será más fácil).
Duerme	¡Debes dormir!
	Asegúrate de que la última comida no sea muy cerca de la hora de irte a dormir.

Todos somos diferentes, ni siquiera son idénticos los gemelos. Entonces, en lugar de ser completamente exacto en cuanto a la forma como *debes* hacer las cosas, aquí hay algunos **pensamientos clave** que te ayudarán a centrarte en lo más importante y a idear la forma de vivir esas 6 semanas.

Estos pensamientos clave no son aleatorios, por cierto. Son totalmente lógicos. Al elaborar cada *pensamiento*, gradualmente se irán sobreponiendo el uno sobre el otro hasta que alcances un punto donde cada cambio clave se hace *de inmediato*. De esta forma, parecerá sin esfuerzo.

PENSAMIENTO CLAVE DE LA SEMANA 1:
Empieza viviendo fuera de ti mismo

Tu primera semana será de *transición*. Si estás leyendo este libro, probablemente llegarás a un punto de frustración y a un deseo de cambiar. Recuerda con frecuencia estas dos cosas porque esta semana es una de las más duras.

Lo más importante durante esta primera semana es iniciar el cambio de vivir constantemente *de* la comida a vivir *de* ti misma. La mejor forma de hacerlo es moverse en la mañana. Si no soportas el baño, por lo menos que lo primero que hagas sea moverte.

PENSAMIENTO CLAVE DE LA SEMANA 2:
Mantén alta la proteína y enamórate del intervalo de tiempo

La segunda semana de cualquier plan puede ser difícil. La descarga de motivación de los primeros días por lo general ya se ha reducido y ahora te enfrentas a la fría realidad de un trabajo duro. De hecho, *no tiene* por qué serlo. Puede ser fácil.

En esta etapa, va a ser crucial controlar tu apetito. Asegúrate de que sea una absoluta prioridad llenar la mitad del plato de cada una de tus comidas con proteína. Esto te permitirá prolongar los intervalos entre las comidas y te ayudará a aprovechar los cambios de las primeras semanas.

PENSAMIENTO CLAVE DE LA SEMANA 3:
Deja de sobrepasar ligeramente esos límites de carbohidratos

¡Está bien, las cosas se ponen difíciles! En el mejor de los casos, para esta semana ya tendrás un patrón matinal bien establecido de despertarte y moverte (e idealmente, de haber tomado tu Baño Adelgazante, antes de hacerlo). Los carbohidratos son la prueba de *toda* dieta, por lo que ya es hora de comenzar a prestarles la debida atención.

Durante esta semana, dedica algún tiempo a exami-

nar las etiquetas. Sí ¡*es* aburrido! Y sí, *es* importante. Mantente *por debajo* de esos límites de carbohidratos y, para el final de esta tercera semana, tus antojos de ciertos alimentos y toda tu fisiología habrán comenzado a cambiar para siempre.

PENSAMIENTO CLAVE DE LA SEMANA 4:
No pierdas lo que has logrado

La mayoría de quienes ensayan libros de 'dieta', se concentran únicamente en los alimentos, y luego dedican algún tiempo a lo que se conoce tradicionalmente como 'cardio' (¡aún no mencionaré la palabra "E"!). Aproximadamente a las 4 semanas comienza la pérdida de músculo. Esto debe evitarse.

Tus músculos son tus hornos amigables que todo el día queman energía. Mantenlos encendidos, haciendo ejercicios con las pesas, o asistiendo a una clase en un gimnasio donde realmente tus músculos se pongan a prueba. Un metabolismo *depende* de esto.

PENSAMIENTO CLAVE DE LA SEMANA 5:
Sé precisa

Si no lo has estado haciendo ya (o si tal vez se te ha olvidado), hay muchas cosas en las comidas que hacen que sea más difícil progresar. El exceso de azúcares agregadas, ciertos tipos de grasa, y los trucos de mercadeo que utilizan los supermercados, pueden ser como un campo minado.

Para este momento, te estarás moviendo desde muy

temprano, estarás controlado tu apetito, estarás respetando los intervalos y estarás preservando tus músculos. Elimina esos pequeños duendes, como los alimentos que terminan en "osa" y que aparecen en las etiquetas, las grasas hidrogenadas y ten especial cuidado con los alimentos que vengan marcados como "saludables".

PENSAMIENTO CLAVE DE LA SEMANA 6:
Mantén los ojos fijos en el premio

A medida que nos acercamos a la meta final, ya se trate de un giro en el camino, o literalmente, de una cinta que marque dicha meta, tendemos a relajarnos. Cuando de la salud se trata, esto no es lo ideal. Las seis semanas fueron un comienzo, pero *no* so el destino final.

Comienza a planear ahora cómo puedes llevar hacia adelante estos nuevos cambios, en vez de empezar a pensar en lo que harás "cuando hayas terminado". Empieza a hacer las adaptaciones necesarias para que puedas continuar con estos cambios más allá de las seis semanas y hazlos parte de tu vida de manera que se llegue el momento en que ya no los notes.

PENSAMIENTO CLAVE DE LA SEMANA 7:
Y para toda la vida:

¡Bien, depende de ti! En serio, para este momento, tu cuerpo habrá cambiado en forma dramática, aunque no hayas visto todos los cambios exteriores que imaginaste. Puedo **asegurarte** que en tu interior están ocurriendo cosas buenas.

Si aún sientes, para este momento, que sigues cumpliendo un plan, algo está ocurriendo. Saca tu martillo y tu cincel, y elimina del todo lo que has aprendido, aquello que no se adapte a *tu* vida. La buena salud no es sólo un concepto a corto plazo. Debes hacer que funcione de forma permanente.

Sin embargo, durante estas seis semanas puede resultar muy conveniente seguir las normas y, sólo en caso de que te hayas olvidado quién eres, he incluido a continuación un recordatorio. Como ya lo he dicho, procura no eliminar y cambiar cosas entre los distintos niveles (pero hazlo si *tienes* que hacerlo).

Normas específicas para los programas Ola, Ráfaga y Terremoto

Baño frío
(¡*nunca* entres a un agua que esté a menos de 15 grados C!)

Ola	Permanece de pie 2 minutos
	Siéntate 8 minutos
Ráfaga	Permanece de pie 2 minutos
	Siéntate 3 minutos
	Acuéstate 5 minutos
Terremoto	Permanece de pie 2 minutos
	Siéntate 3 minutos
	Acuéstate 10 minutos

Caza y espera
(¡elige *cualquier* forma de movimiento
que te guste, y luego espera!)

Ola PPM 1 – 30 minutos al despertar (+ 60 a 180 minutos antes de ingerir alimentos)

PPM 2 – 15 minutos antes de la segunda comida (+ 15 minutos de espera antes de ingerir alimentos)

PPM 3 – 15 minutos antes de la tercera comida (+ 15 minutos de espera antes de ingerir alimentos)

Ráfaga PPM 1 – 45 minutos al despertar (+ 60 a 180 minutos antes de ingerir alimentos)

PPM 2 – 15 minutos antes de la segunda comida (+ 30 minutos de espera antes de ingerir alimentos)

PPM 3 – 15 minutos antes de la tercera comida (+ 15 minutos de espera antes de ingerir alimentos)

Terremoto PPM 1 – 45 minutos al despertar (+ 60 a 180 minutos antes de ingerir alimentos)

PPM 2 – 30 minutos antes de la segunda comida (+ 30 minutos de espera antes de ingerir alimentos)

PPM 3 – 15 minutos antes de la tercera comida (+ 15 minutos de espera antes de ingerir alimentos)

Los carbohidratos
(¡límites *no* metas!)

Ola 120 gramos por día (aproximadamente
3 comidas de 40 gramos por comida)

Ráfaga 90 gramos por día (aproximadamente 3 comidas
de 30 gramos por comida)

Terremoto 60 gramos por día (aproximadamente 3 comidas
de 20 gramos por comida)

Frutas
(¡evita todas las frutas secas!)

Ola 3 porciones máximo por día (una por comida)

Ráfaga 2 porciones máximo por día (evita la fruta en la
última comida)

Terremoto 1 porción máximo por día (consúmela en tu
primera comida)

El primer capítulo

¡Sí, lo lograste, cruzaste la línea de llegada! ¡Felicitaciones! Y ahora que terminaste ¡es hora de empezar! Todo el conocimiento del mundo es *basura* ¡si se acomoda en ese cajón gigante conocido como tu cerebro!

Con seguridad, hubo momentos en que luchaste para entender lo que habías leído. **No te trates tan mal.** Es importante que te quieras a ti mismo un poco. Has esto por mí: cierra los ojos e imagina que estás mirando el bebé de alguien.

El bebé está caminando. Uy, se cae. ¿Le gritas? Lo dudo. Uy, otra vez se cae. ¿Aún no lo gritas? ¡Claro que no! Tú aceptas que le toma al bebé tiempo aprender a caminar. También te toma tiempo dominar algunas habilidades. Pero una vez que lo haces, se quedará contigo de por vida. Entonces tranquila.

Escúchame, escucha nuevas ideas, pero también escúchate a ti misma. Conviértete en experta. **¡Todos al menos podemos convertirnos en expertos en nosotros mismos!** Una vez que lo hayas hecho, habrás dado un gran paso hacia apropiarte de algo que te brindará tu personalidad *suprema*.

Confianza. Esta es una palabra que escuchamos con mucha frecuencia, pero hay muchas palabras que no funcionan nunca en el papel, y esta es una de ellas. Porque la confianza es un *sentimiento*. ¡Y qué sentimiento! Con confianza en ti mismo, **tendrás** el poder de hacer cualquier cosa.

A medida que esta palabra crece, y que produce cierto miedo, necesitarás algo para mantenerte fuerte. Ese algo es confianza. Y gran parte de ese desafío proviene de cómo te ves a ti mismo.

Visita a Venice

Venice A. Fulton se formó como *científico deportivo*, un tema extraño que nos enseña cómo utilizar nuestro cuerpo para desempeñarnos al máximo. Las batas de laboratorio, las agujas, el sudor, sangre y lágrimas fueron constantes compañeros que llevaron a *Venice* a la alta posición en la que se encuentra hoy en día.

Mediante el uso de una atrevida mezcla de ciencia, psicología y sentido poco común, *Venice A. Fulton* ha ayudado a muchos seres humanos y mascotas seleccionadas a adelgazar rápidamente. La mayoría ha disfrutado trabajando con *Venice*, aunque un perro ladraba por los baños de agua fría.

Como antiguo escritor para la revista *Celebrity Bodies* (existió de hecho), *Venice* sabe acerca de la importancia de la velocidad en el proceso de transformación. De hecho, *Seis semanas para ¡AY DIOS MÍO!* fue escrito en un trayecto de ascensor.

Venice A. Fulton es hoy en día fugitivo de las compañías de alimentos más grandes del mundo, ya que ha sido acusado de asesinato de los cereales. Querían que borrara el capítulo de saltarse el desayuno de la imaginación pública. *Venice* se oculta en Londres, Inglaterra. No lo delaten.

Agradecimientos

Gracias a Sarah Ballard, quien apostó por mí ante United Agents en Londres. A pesar de estar buscando al ganador del Booker Prize, tomó el tiempo de incluir parte del ADM en el título. *Project Richmond* pronto llegará.

Gracias a Jessica Craig de United Agents, quien empleó una alta dosis de ingenio para generar un pasaporte para el libro y que éste traspasara fronteras a diferentes sitios como ya lo he escuchado. ¿Cómo se dice ADM en mandarín?

Gracias a Katy Follain de Penguin, mi editora súper tranquila y súper talentosa. Pensar en que alguien editara mi libro era bastante angustioso hasta que te conocí. Eres un duende mágico que se arrastra en la noche y tiene todo arreglado la mañana siguiente.

Gracias a Louise Moore de Penguin, quien tomó un pequeño e inocente archivo de Word y lo convirtió en papel alrededor del mundo. Dicen que toma talento detectar el talento, pero creo que fue por pura suerte que nos encontramos.

Gracias a todos los demás en Penguin. Cualquiera que vea programas sobre la vida silvestre sabe lo brillantes que son los pingüinos. Son divertidos, inteligentes, rudos y tienen un verdadero sentido de la familia. ¡Incluso adoran los baños de agua fría! Es una mezcla perfecta.

Gracias a Robert Noyce y a Jack Kilby, inventores del microchip, quienes hicieron posible nuestro mundo moderno. Gracias a Bill Gates, quien cocinó sus chips y los convirtió en una comida práctica. Gracias a Tim Berners-Lee quien usó el plato de Bill para servir la Internet. Y gracias a Steve Jobs quien hizo que el mundo digital supiera *rico*.

Gracias a Jeff Bezos, fundador de Amazon y a JK Rowling, creadora de *Harry Potter*, quienes entre ellos mantuvieron los libros en nuestros corazones y más importante aún, en nuestras manos.

Gracias a Marshall Brain, de fantástico apellido («cerebro» en inglés), creador de *How Stuff Works* (Cómo funcionan las cosas), quien me animó y me apoyó en mi interés en crear la propiedad intelectual.

Gracias a Mark Twain. Tú eres quizás el tipo muerto más inspirador que conozco. Te pido disculpas por no utilizar tu citación acerca de los libros de salud. Guárdame una silla en la esquina de los traviesos.

Gracias a CJ Allan por la página *CJ's Easy As Pie*. Cuando me encontraba atascado en el barro técnico, llegaste con un 4x4 mental y me sacaste de allí. Te respeto mucho.

Gracias a Michael Colgan, PhD, del Colgan Institute. Tu conocimiento profundo sobre la nutrición es sobresaliente. Si tomé algo de tus ideas brillantes, lo tomé del mejor.

Gracias a Anna Freedman, una extraña que sacudió el mundo apareciendo un día en la biblioteca, sentándose en la misma mesa, y resultó que estaba escribiendo un libro sobre una dieta. ¡Extraño! No veo la hora de leerlo.

Gracias a Duncan Meadows, cuyo consejo monótono de «hazlo» a veces sonaba como un pájaro carpintero en mis oídos.

Gracias a Sab Sayed, cuyo «veamos» me convirtió en alguien estricto para hacer exactamente eso.

Gracias a Tony Nath, cuya pregunta constante «¿ya lo hiciste?», ahora puedo responder: ¡HECHO!

Gracias al edificio, al personal y a los usuarios de la Biblioteca Church End en Finchley, Londres, donde este libro se soñó, se escribió e incluso se puede leer. Una biblioteca es un hogar de ideas, y ustedes lo hicieron un hogar muy acogedor.

Gracias a mi sobrino Cameron de doce años, quien ofreció promocionar este libro entre todas las niños que conoce. Espero que conozcas a unos cuantos millones.

Gracias a Rob Skinner, cuya forma de ver la vida rebelde y filosófica ayudó a sentar el tono pícaro que susurra este libro. Si me meto en líos, ¡te señalaré!

Gracias a Mark Woollard, cuyas inteligentes preguntas me mantuvieron en la punta de los pies como un suricato. Gracias a Jenny Woollard, cuyos recordatorios inteligentes y amables sobre por qué estaba escribiendo este libro se convirtieron en un eco en mi mente. Gracias a ambos por hacer a una cierta Bella.

Y por último, gracias al resto de mi familia, quienes por lo visto han logrado soportarme desde que nací.

La mejor forma de predecir el futuro es inventarlo.

**Galleta de la fortuna
(de alto contenido en carbohidratos)**

Printed in the United States
by Baker & Taylor Publisher Services